Klaus-Dieter Thill
TimeCheck-Analyse für die Arztpraxis

Klaus-Dieter Thill

TimeCheck-Analyse für die Arztpraxis

Vom Zeitfrust zum Zeitmanagement in 8 Schritten

Mit CD-ROM

Deutscher Ärzte-Verlag Köln

Dipl. Kfm. Klaus-Dieter Thill
Institut für betriebswirtschaftliche Analysen,
Beratung und Strategie-Entwicklung (IFABS)
Homberger Str. 18
40474 Düsseldorf

Mit 36 Abbildungen und 21 Tabellen

ISBN: 3-7691-3191-6

www.aerzteverlag.de

Bibliografische Information Der Deutschen
Bibliothek
Die Deutsche Bibliothek verzeichnet diese
Publikation in der Deutschen Nationalbiblio-
grafie; detaillierte bibliografische Daten sind
im Internet über http://dnb.ddb.de abrufbar.

Copyright © 2003 by
Deutscher Ärzte-Verlag GmbH
Dieselstraße 2, 50859 Köln

Umschlagkonzeption: Hans Peter Willberg
und Ursula Steinhoff
Titelgrafik: Eva Kroll

Satz: Deutscher Ärzte-Verlag GmbH
Druck/Bindung: Koninklijke Wöhrmann,
Zutphen

5 4 3 2 1 0 / 601

Vorwort

Stress, Frust über fehlende Freizeit, Burnout – für eine große Anzahl von Praxisinhabern sind diese Begriffe keine Leerformeln, sondern quälende Realität. Gleichzeitig entwickelt sich aus diesen Phänomenen eine fatale Negativspirale, denn auf Dauer geraten auch Mitarbeiter und Patienten in den Abwärtssog dieses Stimmungstiefs. Bei der Ursachenforschung dominiert der Blick auf externe Faktoren. Gesundheitspolitische Regelungen, unzuverlässiges Personal sowie überzogene Patientenansprüche machen den Praxisinhabern das Leben schwer und die Arbeitsmotivation zunichte.

Die Realität der betriebswirtschaftlichen Praxisberatung und Studien belegt jedoch, dass 80% der „medizinischen Frustprobleme" „hausgemacht" sind, d.h. durch den Praxisinhaber selbst verursacht.

Das vorliegende Buch setzt hier an und bietet – im Unterschied zu allen gegenwärtig existierenden Titeln – ein in der Praxisberatung bewährtes Analyseprogramm, den TimeCheck, mit dessen Hilfe jeder Arzt innerhalb von 8 Tagen sein persönliches Zeit- und Selbstmanagement sowie die zugehörigen Einflussfaktoren seiner Praxisarbeit untersuchen und optimieren kann. Der durch das Programm erzielbare durchschnittliche Zeitgewinn pro Woche liegt bei 9 Stunden und 16 Minuten. Auf das Jahr hochgerechnet ergeben sich hieraus 19,5 Tage mehr Zeit! Daraus resultieren zeitliche Freiräume, eine gesteigerte Arbeitszufriedenheit und eine verbesserte Praxisorganisation.

Dieses „stolze" Ergebnis hat jedoch auch seinen Preis, welcher aus Ihrem Engagement und Ihrer Arbeitsleistung besteht.

Um Ihren Arbeitsaufwand dabei möglichst gering zu halten, wurde das Time-Check-Programm so einfach konzipiert, wie es zur Ermittlung professionell nutzbarer Ergebnisse möglich ist. Ein „Weniger" an Aufwand, z.B. durch Reduktion der Anzahl an Arbeitsblättern oder durch Verringerung der zu ermittelnden Informationen, wäre Ihre Arbeit nicht wert, da die ebenfalls reduzierten Erkenntnisse Ihnen nicht weiterhelfen würden.

Ein Mehraufwand ist nicht notwendig, da 90% aller medizinischen Zeitmanagementprobleme mit den vorgestellten Möglichkeiten identifizierbar und lösbar sind.

Jedoch ist das Programm eben nur die „halbe Miete", erst Ihre Motivation aktiviert das analytische Potenzial.

Es berücksichtigt dabei – im Gegensatz zu einer Vielzahl der verfügbaren Titel mit gleicher Thematik, die auf allgemeine Managementaufgaben abgestellt sind – die Besonderheiten des medizinischen Zeitmanagements. Hinzu kommen drei weitere Merkmale:

◢ Sie erhalten nicht nur eine schrittweise aufgebaute, an die tägliche Praxisarbeit angepasste Anleitung, was Sie tun müssen, um Ihr Zeitmanagement zu untersuchen und zu entwickeln, sondern auch alle hierzu benötigten Hilfsmittel in Form von Kopiervorlagen.

◢ Das benötigte Wissen wird kurz und verständlich skizziert und danach sofort konkret in Tagesaufgaben umgesetzt. So erhalten Sie eine fundierte und praktikable Hilfe zur Selbsthilfe, die Sie in die Lage versetzt, Ihre Arbeit über die

Bearbeitung dieses Buches hinaus weiter zu optimieren.

◢ Das medizinische Zeit- und Selbstmanagement wird im Gesamtzusammenhang der Praxisführung betrachtet. Denn es genügt nicht – wie in den „klassischen" Zeitmanagement-Büchern für Praxisinhaber vorgestellt –, Prioritäten zu setzen oder der Tagesformkurve entsprechend zu arbeiten, sondern es müssen auch Aspekte der Personalqualität, der Führung und der Praxisorganisation berücksichtigt werden.

Das Buch basiert empirisch auf Studien, die der Autor im Vorfeld der Publikation zur Thematik des ärztlichen Zeit- und Selbstmanagements durchgeführt hat. Hierzu zählt nicht nur eine Grundlagenuntersuchung in 1.490 Arzt- und Zahnarztpraxen, sondern auch die Meta-Analyse einer Vielzahl von Arbeitsstudien in Arztpraxen sowie die themenbezogene Auswertung von Praxisanalysen. Eine wesentliche Grunderkenntnis war dabei, dass es in Praxen – außer zu saisonalen Ausnahmezeiten (z. B. Grippeepidemien, Pollensaison etc.) oder bei falscher Personalbedarfsplanung – nie ein Zuviel an Arbeit gibt, sondern nur eine auf die Arbeit unzureichend ausgerichtete Arbeits- und/oder Praxisorganisation.

Inhaltsverzeichnis

Teil 1:
Grundlagen des Zeitmanagements in der medizinischen Praxis

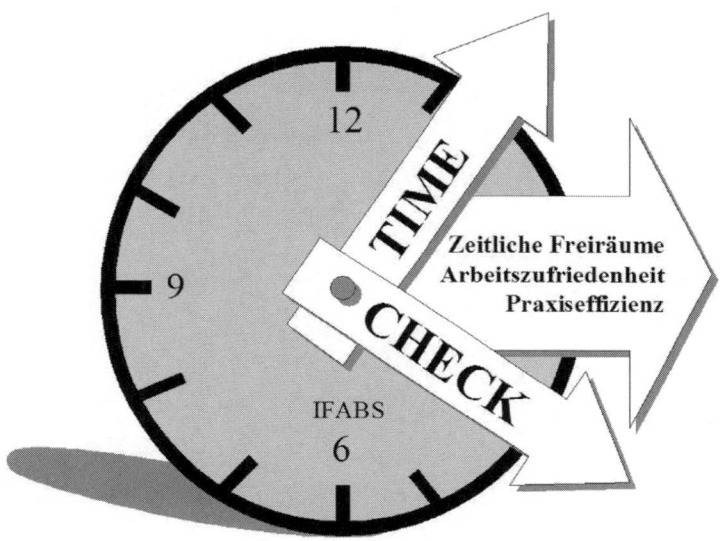

1.1 Alle wollen Ihre Zeit!

Drei Thesen zum medizinischen Zeitmanagement:
These 1: 80% der von Praxisinhabern geäußerten Zeitprobleme sind durch sie selbst verursacht und könnten auch durch sie selbst beseitigt werden.

These 2: Veränderungen des Zeitmanagements scheitern an der geringen Wandlungsbereitschaft vieler Praxisinhaber.

These 3: Durch ein vernünftiges Zeitmanagement können im Durchschnitt 9 Stunden Arbeitszeit pro Woche, d.h. 19,5 Tage pro Jahr, eingespart werden.

In Praxisanalysen oder auf Seminarveranstaltungen geäußert, sorgen diese drei Thesen immer wieder für Proteste und vehemente Ablehnung, die sich jedoch nach Kenntnis der Hintergründe und durch eigene Erfahrungen in eine ebenso nachdrückliche Zustimmung wandeln.

Im Folgenden werden diese Thesen näher erläutert und dabei eine Bestandsaufnahme des Zeitmanagement-Verhaltens von Praxisinhabern vorgenommen.

Medizinischer Zeitfrust – ein „hausgemachtes" Problem:
These 1: 80% der von Praxisinhabern geäußerten Zeitprobleme sind durch sie selbst verursacht und könnten auch durch sie selbst beseitigt werden.

Viele Praxisinhaber fühlen sich einer Zangenwirkung ausgeliefert, die sich aus dem Anspruch Dritter an ihre Zeit und der knappen Verfügbarkeit derselben ergibt (Abb. 1.1). Ihre Reaktion ist: Stress, Demotivation, Burnout.

Eine Studie in 1.490 Arzt- und Zahnarztpraxen belegt, dass 80% der „medizinischen Frustprobleme" „hausgemacht" sind. Die meisten Praxisinhaber, die über Zeitprobleme klagen, verfügen prinzipiell über genügend Zeit, allen an sie herangetragenen Ansprüchen gerecht zu werden, wenn sie ihre Zeit anders – und damit besser – einteilten und nutzten. Ein auf ihre persönlichen Bedürfnisse ausgerichtetes Zeitmanagement kann diese Probleme lösen und die gesamte Arbeitssituation verbessern.

Zeitmanagement bedeutet Selbstbestimmung
Praxisinhaber mit Zeitproblemen lassen sich in ihrer Zeiteinteilung und -verwendung von außen steuern. Das Zeitmanagement setzt dem – wie der Begriff „Management" bereits andeutet – ein eigeninitiatives, aktives Handeln entgegen.

Zeitfrust = Fremdbestimmung	↓
Zeitmanagement = Selbstbestimmung	↑

Aber auch für Praxisinhaber, die von der geschilderten Problematik nicht akut betroffen sind, ist es lohnend, das eigene Zeitmanagement regelmäßig zu überprüfen und die „Effizienzkiller", die sich leicht einschleichen können, zu beseitigen.

Dr. Bertram und sein Team, High- und Lowlights des Zeitmanagements. Zum Thema „Zeitmanagement" existiert eine Vielzahl von Publikationen. Dieses Buch unterscheidet sich von diesen dadurch, dass es als Arbeitsbuch angelegt ist, mit dessen Hilfe Sie in acht Schritten Ihr Zeitmanagement optimieren können. Bei Ihrer Arbeit begleitet Sie das Team von Dr. Bertram, das selbst erhebliche Probleme mit dem Zeitmanagement hat und sich in Abbildung 1.2 vorstellt.

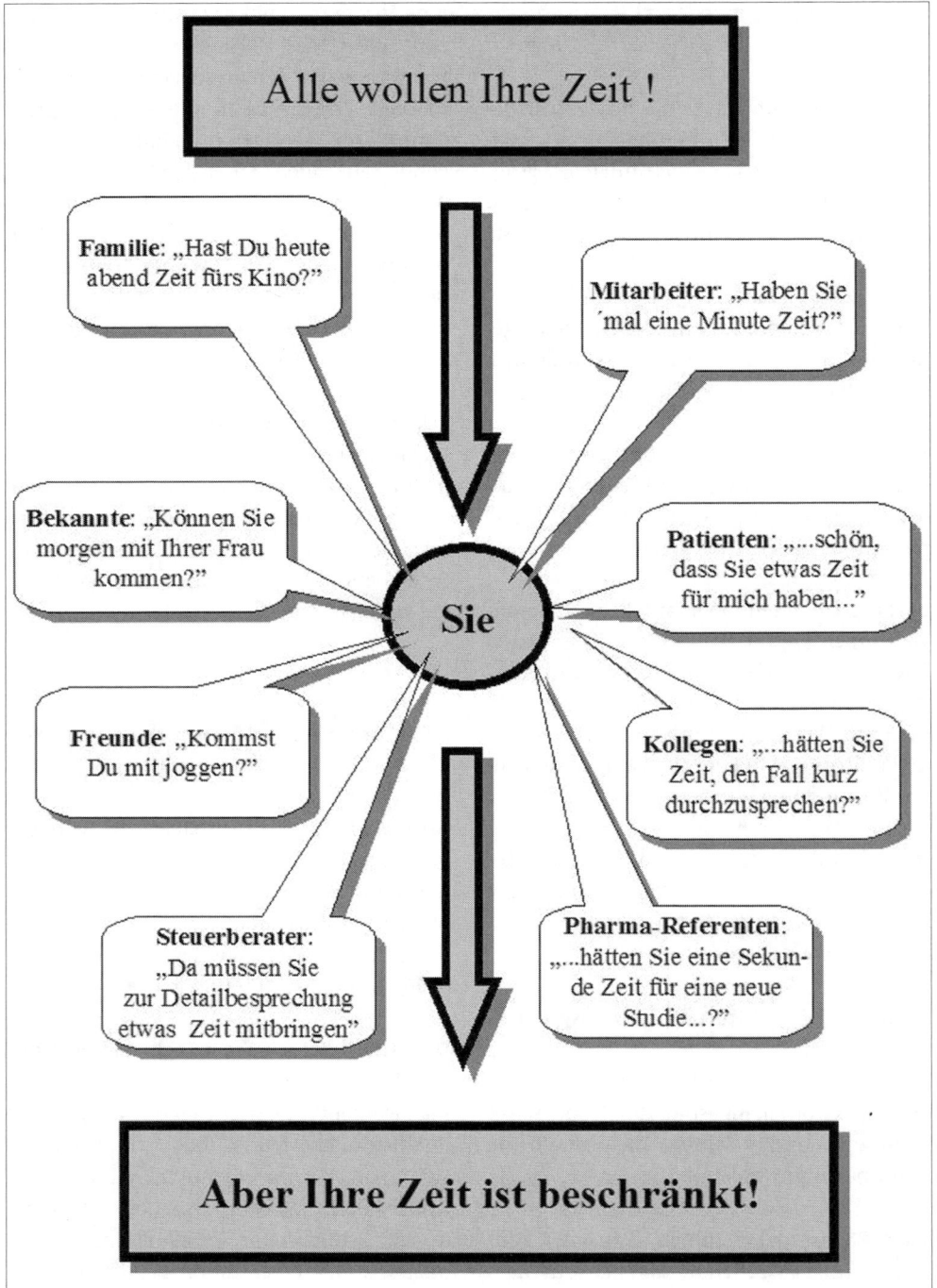

Abb. 1.1: Alle wollen Ihre Zeit!

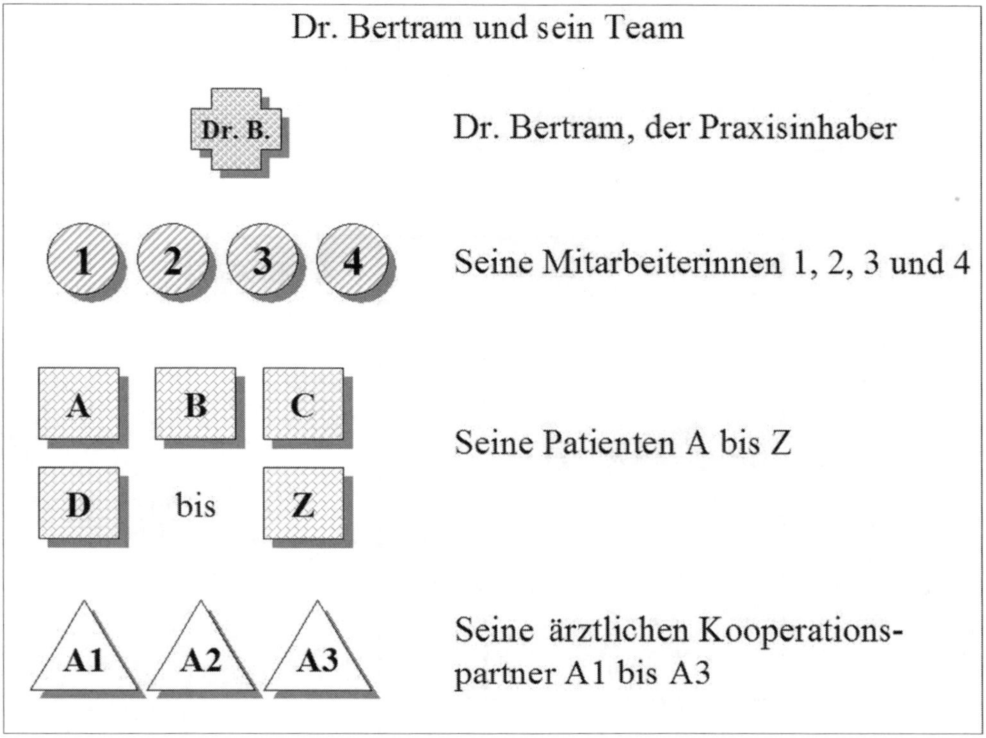

Dr. Bertram und sein Team

Dr. B.

Dr. Bertram, der Praxisinhaber

1 2 3 4

Seine Mitarbeiterinnen 1, 2, 3 und 4

A B C

D bis Z

Seine Patienten A bis Z

A1 A2 A3

Seine ärztlichen Kooperations-
partner A1 bis A3

Abb. 1.2: Zeichenerklärungen zu den Praxisszenen

1.2 Zeitfrust-Ursachenforschung – Meist eine Einbahnstraße

Dr. Bertram ist frustriert, denn keiner seiner Vorsätze, wie regelmäßige Arbeitszeiten, weniger Stress oder keine Arbeit mit nach Hause zu nehmen, die er sich zum neuen Jahr im Hinblick auf seine Arbeit gesetzt hat, ging bislang in Erfüllung. Er hat im Gegenteil das Gefühl, noch mehr in die „Mühle" geraten zu sein und kaum noch Zeit für sich, geschweige denn für seine Familie zu haben.

Die Gefühlswelt von Dr. Bertram bleibt auch seinen Mitarbeitern und vor allem den Patienten der Praxis nicht verborgen. Als hektisch, fahrig und zunehmend schlecht gelaunt erlebt ihn sein Personal, als unkonzentriert und kurz angebunden die Patienten. Die Konsequenz: Sowohl Mitarbeiter als auch Patienten beklagen ein deutlich verschlechtertes Betriebsklima.

Mit Problemen dieser Art steht Dr. Bertram im Übrigen nicht allein. Jeder achte Praxisinhaber klagt heute über chronische Arbeitsüberlastung und ständigen Zeitmangel. Bei der Ursachenforschung dominiert meist der Blick auf externe Faktoren: Vor allem gesundheitspolitische Regelungen, überzogene Patientenansprüche und unzuverlässiges Personal werden hier benannt.

Änderungen im Zeitmanagement werden nur selten vorgenommen. Warum nicht? Die Antwort gibt **These 2:** Veränderungen des Zeitmanagements scheitern an der geringen Wandlungsbereitschaft vieler Praxisinhaber. An Argumenten gegen die Möglichkeit, ein systematisches und planvolles Zeitmanagement für die eigene Praxis einzurichten,

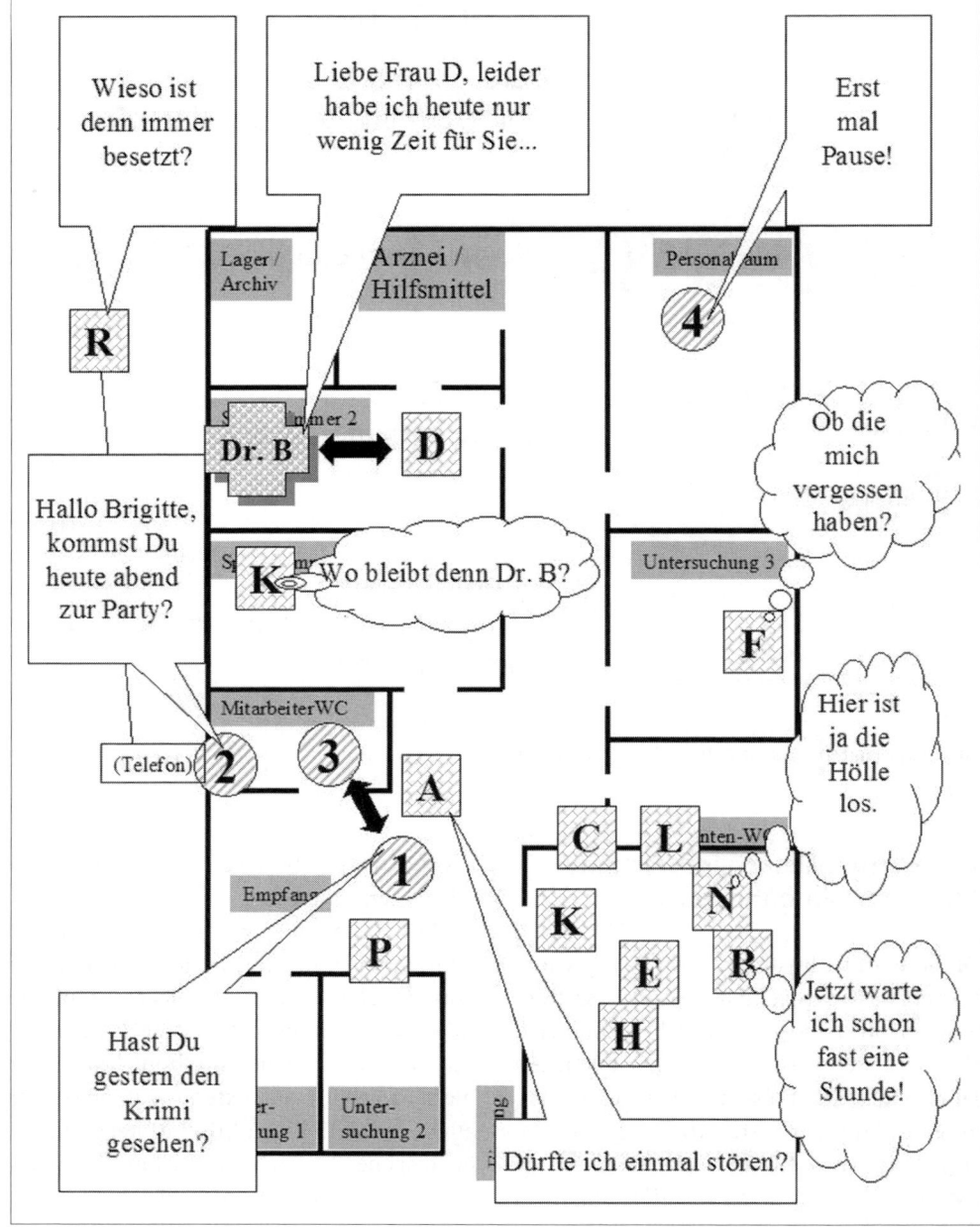

Abb. 1.3: Praxisszene

fehlt es nicht. Dies wird in folgenden Beispielen deutlich:

„Der Patientenfluss ist nicht berechenbar und die Krankheitsbilder zu heterogen, um das Ganze überhaupt in eine zeitliche Ordnung zu bringen."

Die Praxisinhaber, die dies behaupten, haben i.d.R. noch keine Zeitmanagement-Analyse durchgeführt, welche Aussagen zu eindeutigen Verhaltens-Zeitmustern der Patienten, der Mitarbeiter und der Praxisinhaber selbst liefern.

„Meine Mitarbeiter ziehen da nicht mit."
Praxisinhaber, die über Zeitmanagement-Probleme klagen, lassen sich in drei Gruppen einteilen:

Typ 1: Der Praxisinhaber hat Wünsche im Hinblick auf die Gestaltung des Zeitmanagements, behält diese aber für sich (ca. 75% der Praxisinhaber mit Zeitproblemen).

Typ 2: Der Praxisinhaber spricht mit seinen Mitarbeitern über seine Zeitmanagement-Vorstellungen, konkretisiert die Umsetzung aber nicht (ca. 15% der Praxisinhaber mit Zeitproblemen).

Typ 3: Der Praxisinhaber äußert konkret seine Vorstellungen in Bezug auf sein Zeitmanagement und entwickelt gemeinsam mit seinen Mitarbeitern ein Vorgehen zur Umsetzung seiner Vorstellungen (ca. 10% der Praxisinhaber mit Zeitproblemen).

Wenn Mitarbeiter nicht „mitziehen", liegt dies nicht am mangelnden Willen, sondern vor allem an der fehlenden oder mangelhaften Information zu den Absichten des Praxisinhabers durch ihn selbst.

„Die Betreuung der Patienten ließe sich ja noch planen, aber der ganze Schreibkram ist einfach nicht zu bewältigen." Zeitmanagementanalysen hingegen zeigen, dass administrative Arbeiten von Praxisinhabern weitgehend ungeplant erledigt werden, meist „zwischendurch", wenn Zeit ist. Die Erfahrungen in Praxen, die z.B. alle Schreibarbeiten zu einem Aufgabenblock bündeln und sich für die Dauer der Bearbeitung eine ungestörte Zeit reservieren, belegen, dass gerade Verwaltungsarbeiten besonders gut einteilbar sind. Hinzu kommt, dass die Möglichkeiten moderner Technologien (z.B. Textbaustein-Briefe, PC-Diktiersysteme) durch die Praxisinhaber viel zu wenig genutzt werden und auch den Mitarbeitern nur eingeschränkt vertraut sind.

„Die Patienten sind sehr undiszipliniert und nehmen sich einfach ihre Zeit."

Die Analyse von Praxisinhaber-Patienten- und Mitarbeiter-Patienten-Gesprächen zeigt immer wieder, dass viele Kommunikationstechniken zur Gesprächssteuerung (Abblocken, Führen durch Fragen) nicht oder nur ansatzweise verwendet werden. Mit ihrer Hilfe ist es möglich, den Zeitrahmen für Patienten einzugrenzen und damit kalkulierbar zu machen.

Eine Nachbefragung bei 280 Praxisinhabern, die im Rahmen von Praxisanalysen auch ihr Zeitmanagement untersuchen ließen und nach einem halben Jahr noch keine Veränderung vorgenommen hatten, zeigt den wahren Grund. Alle Befragten wollten ihre etablierten Routinen nicht ändern, weil sie sich unsicher über die Konsequenzen waren. In den Interviews wurden die vor Analysebeginn als essentiell bezeichneten Probleme zudem relativiert („So schlimm ist das eigentlich doch nicht..."). An den Zeitproblemen hatte sich jedoch nichts geändert.

1.3 Der *TimeCheck* bringt es an den Tag

These 3: Durch ein vernünftiges Zeitmanagement können im Durchschnitt 9 Stunden Arbeitszeit pro Woche eingespart werden.

Zurück zur Zeitmanagement-Analyse von Dr. Bertram. Hier fanden sich Ansatzpunkte für Verbesserungen in seiner Praxis und vor allem zu seiner eigenen Entlastung. Die Zeitprobleme resultierten aber nicht ausschließlich aus der mangelnden Arbeits- und Zeitdisziplin der Mitarbeiter, sondern vor allem im Zeit- und Selbstmanagement von Dr. Bertram. Mit Hilfe der TimeCheck-Analyse konnten die Ursachen des Problems von Dr. Bertram detailliert ermittelt werden:

„Theken-Tourismus"

Dr. Bertram kam täglich im Durchschnitt 53 Mal aus seinem Besprechungszimmer an den Empfang, um dort Anweisungen zu geben oder Organisatorisches zu erledigen. Die mittlere Aufenthaltsdauer dort betrug 57 Sekunden, da er zusätzlich häufig von wartenden Patienten angesprochen wurde. Insgesamt ergab sich hieraus ein täglicher Verlust an Arbeitszeit von gut einer Stunde – für Arbeiten, die eigentlich zu den Aufgaben der Mitarbeiter gehören.

Mangelnde „Zeitfresser-Abwehr"

Pro Tag wurde Dr. Bertram durchschnittlich 11-mal bei begonnenen, administrativen Aktivitäten unterbrochen, z.B. durch Telefonate. Der Vergleich zwischen den für eine ungestörte Ausführung benötigten Zeiten mit den bei Unterbrechungen aufzuwendenden Zeitspannen ergab einen mittleren zeitlichen Zusatzaufwand von 2,9 Minuten pro Vorgang. Insgesamt resultierte hieraus ein weiterer täglicher Verlust an Arbeitszeit in Höhe von 31,9 Minuten.

Fehlende Prioritätenabsprache mit den Mitarbeitern

Störungen erfolgten nicht nur bei administrativen Tätigkeiten, sondern auch bei der Patientenkonsultation. Der Zeitverlust durch Anfragen der Mitarbeiter zu Sachverhalten, die nicht unmittelbar den behandelten Patienten betrafen, betrug je Arbeitstag im Durchschnitt 17 Minuten.

Durchführung von Fremdarbeiten

„Herr Doktor, haben Sie irgendwo die Akte von Herrn Meyer gesehen?", „Mit wie viel Porto sollen wir diesen Brief frankieren?" Täglich war zu diesen oder anderen Themen der Problemlösungseinsatz von Dr. Bertram gefragt. Der hieraus entstehende mittlere Zeiteinsatz pro Tag belief sich auf 11 Minuten.

Arbeitszeit ungleich Sprechzeit

Ein weiteres Zeitproblem entstand daraus, dass der Sprechzeitbeginn auf acht Uhr gelegt war und Patienten bereits für diese Zeit bestellt wurden, Dr. Bertram aber im Durchschnitt erst dreizehn Minuten später in die Praxis kam. So begann jeder Arbeitstag bereits mit einer Terminverschiebung und unnötiger Wartezeit für die Patienten. Um die Zeit wieder aufzuholen, arbeitete Dr. Bertram dann ohne Pause bis zum Mittag durch.

Fehler beim Patientenmanagement

Eigentlich als reine Terminpraxis angelegt, hatten dennoch alle Patienten, die unangemeldet in die Praxis kamen, bei den Mitarbeitern von Dr. Bertram „leichtes Spiel". Mit dem Hinweis, dass es ein bisschen länger dauern könne, wurden alle Patienten ohne Termin einfach in den Tagesplan „eingeschoben". Der hieraus resultierende Zeitaufwand betrug durchschnittlich 34 Minuten pro Tag.

Hinzu kam, dass bei telefonischen Terminvereinbarungen nicht der Versuch unternommen wurde, den möglichen Zeitbedarf einzugrenzen und zwischen Kurz- und Langzeitterminen zu unterscheiden. Gebucht wurde, wo Zeit war, Pufferzeiten wurden nicht einkalkuliert.

> **Ergebnis:**
> Aufsummiert ergab sich so für Dr. Bertram im Durchschnitt ein „Arbeitszeitverlust" von mehr als 2,25 Stunden pro Tag. Eine Größe, die er auch mit 1,5 Stunden täglicher Mehrarbeit nach Praxisschluss nicht aufholen konnte.

Das durchschnittliche Einspar- oder Entlastungspotential durch Zeitmanagementanalysen beträgt 9 Stunden pro Woche.

Zeitmanagement und seine „Nebenwirkungen"

Die Ergebnisse des PraxisChecks machten Dr. Bertram deutlich, dass vor allem eine fehlende Planung der eigenen Arbeit, eine unzureichende Delegation und mangelnde Konsequenz in der Organisation die Gründe für Frustration, Stress und Burnout waren. Hinzu kamen extrem schlechte Werte für die Mitarbeiter- und Patientenzufriedenheit (4,2 und 4,4 auf der Grundlage einer Schulnotenskalierung von „1" = „sehr zufrieden" bis „6" = „absolut unzufrieden").

Die positiven Effekte eines professionellen Zeit- und Selbstmanagements machten sich für Dr. Bertram bereits in der ersten Woche nach Beseitigung der identifizierten Defizite bemerkbar. Die tägliche Hektik verschwand ebenso wie das Gefühl ständiger Angespanntheit. Die Arbeiten nach Praxisschluss reduzierten sich auf wenige Minuten und Dr. Bertram fühlte sich zunehmend wieder als „Herr der Lage". Eine drei Monate später durchgeführte Mitarbeiter- und Patientenbefragung erbrachte das ebenfalls zu erwartende positive Feedback (2,3 und 2,5 auf der Grundlage einer Schulnotenskalierung von „1" = „sehr zufrieden" bis „6" = „absolut unzufrieden").

Fazit: Die Optimierung des medizinischen Zeitmanagements geht in ihren Effekten weit über den „Arbeitsplatz Praxisinhaber" hinaus und trägt zu einer Verbesserung des Praxis- und Patientenmanagements bei.

Vielleicht haben Sie in den Beschreibungen ja die eine oder andere Ähnlichkeit mit Ihrem eigenen Zeitmanagement gefunden. Die Problembeseitigung ist oftmals leichter als man denkt, wenn man die möglichen Ursachen systematisch untersucht hat.

1.4 Der 3A4P-Ansatz des medizinischen Zeitmanagements

Die Dienstleistung Ihres Praxisunternehmens ist – mehr als die meisten anderen Dienstleistungen – von ihrer „Produktion" an Ihre Person gebunden. Können in einem Reisebüro, bei einem Friseur, in einem Lokal oder bei einem Steuerberater auch Mitarbeiter die mit der Dienstleistungserbringung verbundenen Kernaufgaben übernehmen, funktioniert dies in einer Praxis nicht. Mit diesem hohen Maß an Unersetzlichkeit können und dürfen Ihre unternehmerischen Ziele nicht nur auf Ihre Praxis bezogen sein, sondern müssen auch Ihre Person und alle hiermit verbundenen privaten Zielsetzungen (z.B. Erholung, Familie und Freizeit als „Regenerationsquellen") einschließen. Nur so ist es Ihnen auf Dauer möglich, den wirtschaftlichen Bestand Ihrer Praxis und eine gleich bleibende Leistungsqualität zu wahren.

Bei der praktischen Umsetzung der Ziele beginnt das eigentliche Problem vieler Praxisinhaber: Die zur Verfügung stehende und die benötigte Zeit passen nicht zueinander. Hier setzt das Zeitmanagement an.

Der Begriff des Zeitmanagements wird mit einer Vielzahl von Interpretationen verbunden, wie der Gesprächsausschnitt der Mitarbeiter von Dr. Bertram zeigt (vgl. Abb. 1.4).

Definitorisch bezeichnet der Begriff die Anwendung einfacher Regeln und Instrumente, um selbstbestimmt zu einer systematischen Einteilung und planvollen Nutzung der Praxisarbeitszeit zu gelangen. Die drei Bausteine bedeuten im Einzelnen:

Selbstbestimmung

Ziel des Zeitmanagements ist, dass Sie die Ihnen im Rahmen Ihrer Praxisgegebenheiten zur Verfügung stehende Zeit selbstständig, aktiv und nach ihren Zielen gestalten,

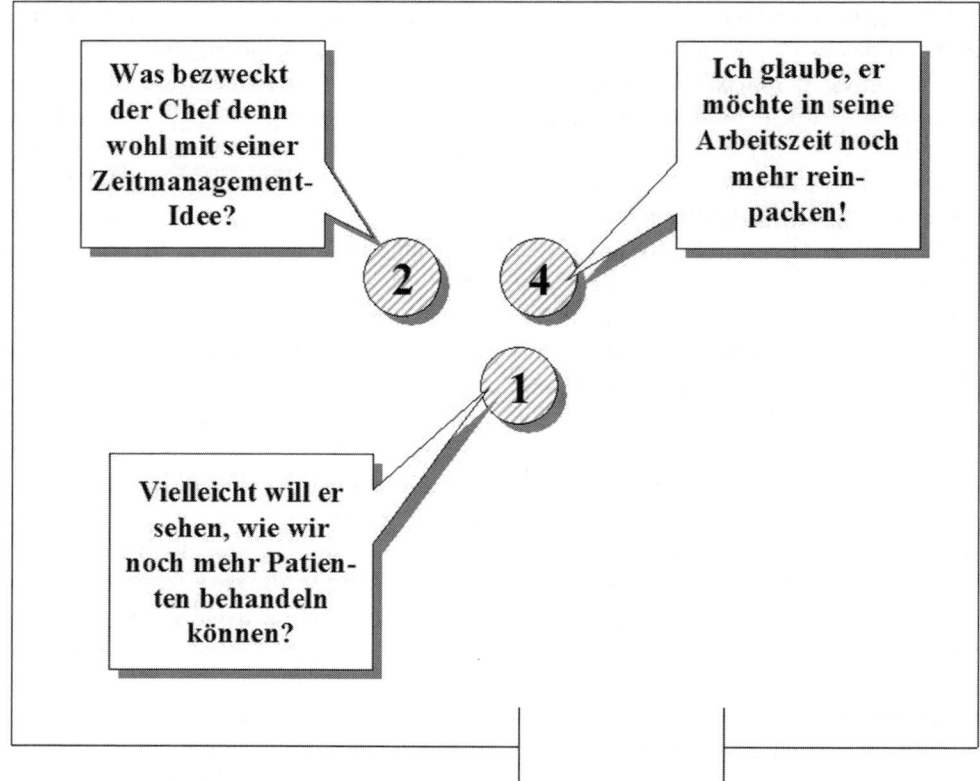

Abb. 1.4: Praxisszene

d.h. sich nicht nur reaktiv nach den Aktionen des Praxisumfeldes (Mitarbeiter, Patienten etc.) zu richten (vgl. Abb. 1.5).

Systematische Einteilung
Das medizinische Zeitmanagement basiert auf einer Sortierung Ihrer Arbeiten in der Art, dass sich Ihr Zeiteinsatz ausschließlich auf die Arbeiten konzentriert, die zu Ihrem Aufgabenbereich gehören und die wichtig sind.

Planvolle Nutzung
Hinzu kommt eine Zeiteinteilung, mit deren Hilfe Sie Ihre Aufgaben in möglichst kurzer Zeit erledigen und Zeitengpässen vorausschauend begegnen.

Zeitmanagement in dieser Definition ist das Gegenteil von Stoppuhr- und Fließbandmedizin, es bietet Ihnen eine Vielzahl von Nutzenaspekten, die in Tabelle 1.1 zusammengefasst sind.

Aber wie sind systematische Einteilung und planvolle Nutzung angesichts des Praxisalltags (vgl. Abb. 1.6) umsetzbar?

Der 3A4P-Ansatz bietet die Lösung. Um Ihre Ziele zu erreichen und Ihre Strategie umzusetzen, müssen Sie bestimmte Arbeitsaufgaben erledigen. Dafür steht Ihnen Ihre Arbeitszeit zur Verfügung, in der Sie Ihre Arbeitskraft (Engagement, Energie) zur Aufgabenerledigung einsetzen müssen.

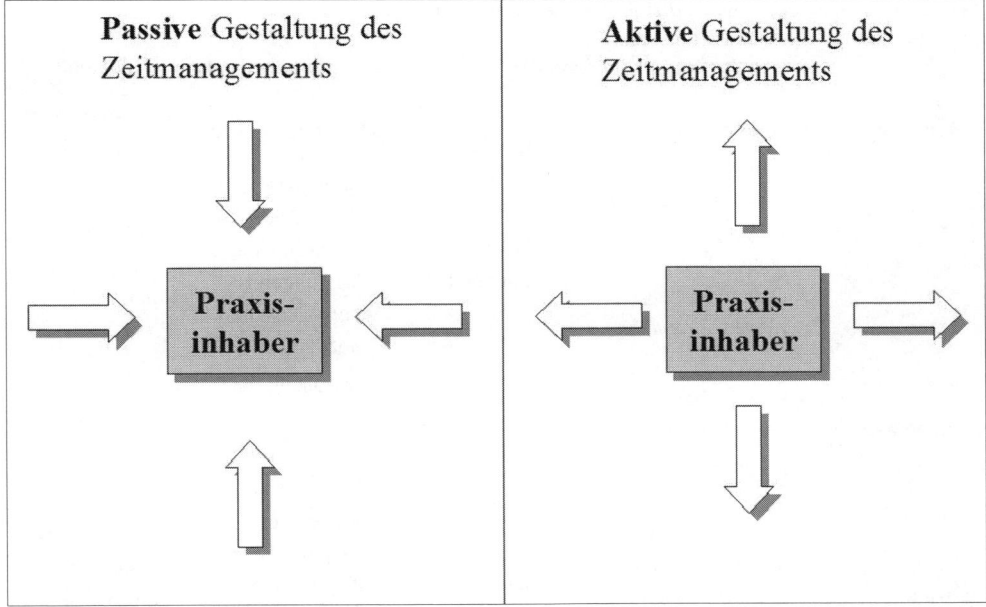

Abb. 1.5: Aktive versus reaktive Zeitgestaltung

Medizinisches Zeitmanagement bedeutet, diese 3A-Faktoren auf die 4P-Bereiche – Patienten, Persönlich, Personal und Praxis – zu verteilen (vgl. Abb. 1.7). Dabei werden nicht nur unternehmerische Aspekte (z.B. Praxisgewinn), sondern auch medizinische (z.B. Art des Leistungsangebots) und private (z.B. Freizeitaktivitäten) berücksichtigt.

Mit dem 3A4P-Ansatz wird Ihre persönliche Arbeitsorganisation beschrieben. Dies ist aber nur ein Teil Ihres Zeitmanagements. Hinzu kommt die Praxisorganisation, welche ja auch maßgeblich mit ihren Ergebnissen, Prozessen und Strukturen Ihr Zeitmanagement beeinflusst.

Die Strukturen Ihrer Praxisorganisation werden durch die Aufbauorganisation Ihres Dienstleistungsunternehmens bestimmt. Art und Qualität der Zuordnung von Aufgabenbereichen auf Ihre Mitarbeiter, der Koordination aller Schnittstellen zwischen den Bereichen sowie der Verantwortungs-, Kompetenz- und Vertretungsregelung bestimmen direkt Ihr persönliches Zeitmanagement. Je weniger die angeführten Punkte geregelt sind, desto mehr Zeit müssen Sie auf tägliche Nachbesserungen und Kontrolltätigkeiten verwenden.

Andere Prozesse werden im Rahmen der Ablauforganisation geregelt. Hierunter fallen alle Arbeits-, Informations- und Kommunikationsvorgänge zwischen den Arbeitsbereichen Ihrer Mitarbeiter sowie die hierzu notwendigen Vorkehrungen und Routinen (z.B. Praxisbesprechungen). Auch hierdurch wird Ihre zeitliche Belastung unmittelbar beeinflusst.

Aus der Kombination von Struktur und Prozessen, Aufbau- und Ablauforganisation resultiert das Ergebnis, Ihre Praxisorganisation.

Tab. 1.1: Nutzenaspekte des medizinischen Zeitmanagements

Merkmale	Systematische Zeitnutzung		Unsystematische Zeitnutzung	
	Monetärer Gewinn	Nicht-monetärer Gewinn	Monetärer Verlust	Nicht-monetärer Verlust
Leistungen	• Hohe Qualität der Leistungserbringung • Option, Zusatzleistungen anzubieten	• Patientenzufriedenheit	• Qualitätsmängel durch Zeitdruck • Keine Zeit, neue Leistungen zu entwickeln und anzubieten	• Patientenunzufriedenheit
Einnahmen	• Kalkulierbarkeit durch Einnahmeprognosen		• Unkalkulierbar, da Arbeit-Zeit-Relation unbekannt	
Kosten	• Kostenersparnis durch Vermeidung unnötiger Arbeiten • Weniger Überstunden	• Arbeitszufriedenheit	• Kostensteigerung durch unabgestimmte Abläufe • Häufige Überstunden	• Arbeitsunzufriedenheit
Betriebsklima		• Hohe Motivation der Mitarbeiter • Starkes Engagement für „ihre" Praxis		• Demotivation der Mitarbeiter • „Dienst nach Vorschrift"
Image	• Unproblematische Kundenbindung und Kundengewinnung	Hohe Attraktivität der Praxis für die Patienten (Verlässlichkeit, Treue)	• Patientenabwanderung	• Abwanderung von Stammpatienten, ungenügende Anziehungskraft für Neupatienten
Medizinisches Selbstmanagement	• Hohe Leistungsfähigkeit und Belastbarkeit	• Bessere Nutzung der Arbeitszeit • Gute Balance zwischen Arbeits-und Freizeit	• Geringere Leistungsfähigkeit und Belastbarkeit	• Gefühl von Stress, keine Erfolgserlebnisse • Keine Zeit für sich selbst oder für die Familie

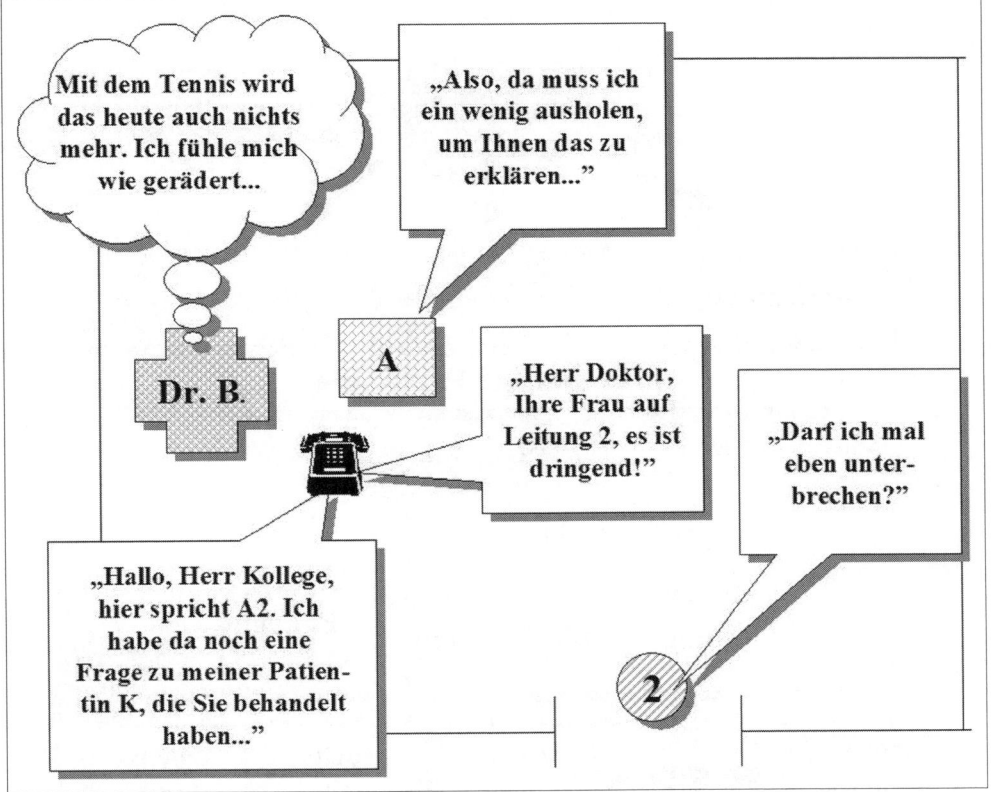

Abb. 1.6: Praxisszene

Für die Gestaltung Ihres Zeitmanagements gilt somit die Formel:

> Zeitmanagement = Arbeitsorganisation (3A4P) + Praxisorganisation (Struktur, Prozesse, Ergebnis)

Die Gestaltung des Zeitmanagements nach dem 3A4P-Ansatz erfolgt in drei Schritten (vgl. Abb. 1.8). Zunächst wird die 3A4P-Relation einschließlich der Strukturen, Prozesse und Ergebnisse der Praxisorganisation untersucht. Dieser Schritt ist der wichtigste, da die meisten Praxisinhaber zwar glauben, ihre Arbeit und ihren Arbeitsstil zu kennen, dies aber – wie Zeitmanagementanalysen immer wieder zeigen – nur in seltenen Fällen wirklich zutrifft.

Auf der Basis der Ergebnisse wird das Zeitmanagement mit Hilfe von acht Prinzipien gestaltet (detaillierte Informationen finden Sie in den acht TimeCheck-Akademie-Kapiteln) und in regelmäßigen Abständen auf Effizienz und Effektivität hin kontrolliert.

Erläuterungen zu den Optimierungs-Prinzipien:
E-V-A: Eingrenzung – Vision – Ausarbeitung (ausführliche Erklärung auf S. 49 ff.)
D-I-E-B-E: Disziplin – Information – Effizienz – Beharrlichkeit – Einheitlichkeit (ausführliche Erklärung auf S. 77 ff.)
A-B-S: Aufgabendefinition – Befähigung – Sicherung (ausführliche Erklärung auf S. 90 ff.)

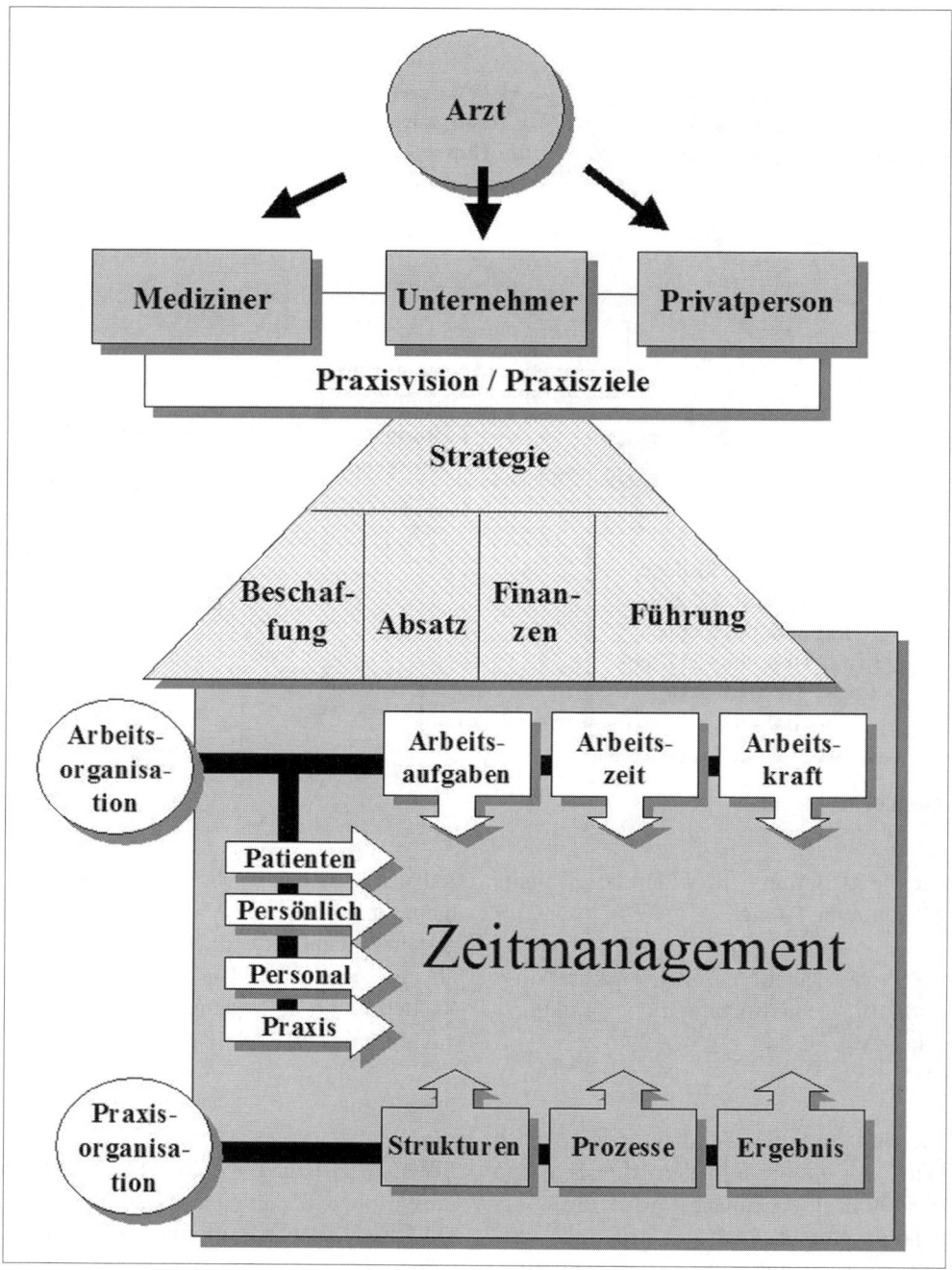

Abb. 1.7: Der 3A4P-Ansatz des ärztlichen Zeitmanagements

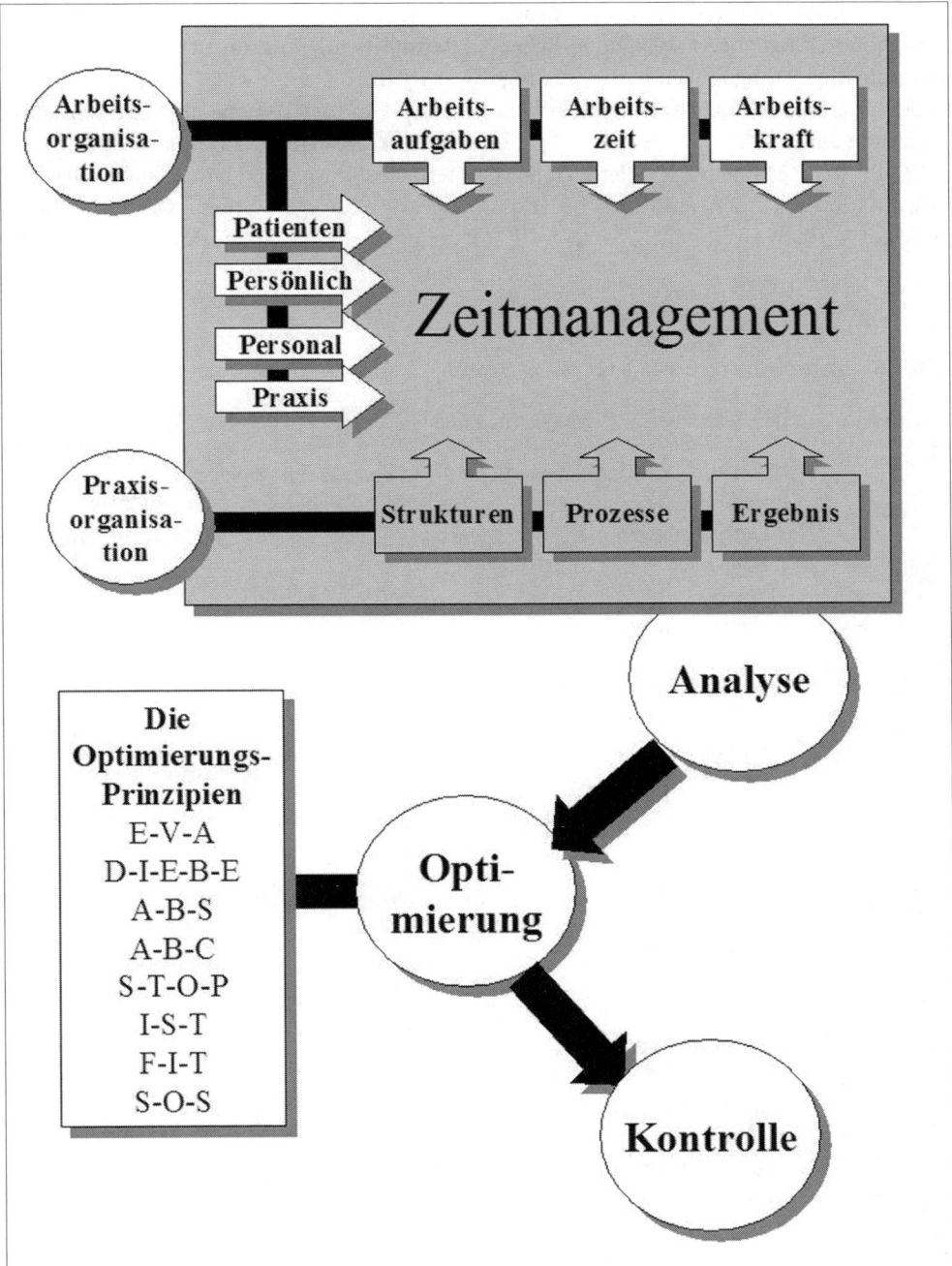

Abb. 1.8: Ablaufschema des ärztlichen Zeitmanagements

A-B-C: Bewertungsfilter: A= hohe Bedeutung/hohe Dringlichkeit – B= hohe Bedeutung/niedrige Dringlichkeit – C= niedrige Bedeutung/hohe Dringlichkeit (ausführliche Erklärung auf S. 85 ff.)

S-T-O-P: Stille Momente – Telefon-Tabu – Organisation – Pausen (ausführliche Erklärung auf S. 100 ff.)

I-S-T: Inhalte – Schätzung Zeitbedarf – Terminierung (ausführliche Erklärung auf S. 105 ff.)

F-I-T: Führung optimieren – Informationsfluss organisieren – Tagesabläufe koordinieren (ausführliche Erklärung auf S. 110 ff.)

S-O-S: Selbstorganisation – Ordnung – Suchzeiten-Minimierung (ausführliche Erklärung auf S. 163 ff.)

Tab. 1.2: Systematisierungsschema für den 4P-Bereich

4P-Bereich	Dem jeweiligen 4P-Bereich zuzuordnende Arbeiten
Patienten	Arbeiten, die sich aus dem persönlichen Patientenkontakt ergeben: ⧗ Konsultationen ⧗ Untersuchungen ⧗ Hausbesuche ⧗ Rezepte ⧗ Überweisungen ⧗ etc. Arbeiten, die sich aus indirekten Patientenkontakten ergeben: ⧗ Gutachtenerstellung ⧗ Schriftliche Anfragen ⧗ etc.
Persönlich	⧗ Pausen ⧗ Private Telefonate ⧗ Private Korrespondenz ⧗ Urlaub ⧗ Fortbildung ⧗ etc.
Personal	⧗ Mitarbeiterführung ⧗ Einstellungen / Kündigungen ⧗ Beantwortung von Rückfragen ⧗ Arbeitseinteilung ⧗ Hilfe bei Arbeiten (z.B. Bedienung des PC bei Systemabsturz) ⧗ etc.
Praxis	⧗ Telefonate (z.B. Banken) ⧗ Korrespondenz (z.B. mit Behörden und Institutionen) ⧗ Persönliche Kontakte (z.B. Vermieter) ⧗ Finanzmanagement (z.B. Steuerberater-Kontakte) ⧗ Versicherungsvertreter ⧗ etc.

1.5 Checkliste „Medizinisches Zeitmanagement"

Ziel:

Selbstbestimmte Steuerung der Arbeitszeit

Vorgehen:

◢ Anwendung einfacher Regeln und Instrumente, um

◢ durch Konzentration auf das Wichtige zu einer systematischen Zeiteinteilung zu gelangen

◢ die Arbeit mit einem minimalen Zeitaufwand planvoll zu nutzen

Systematisierung des Vorgehens:

◢ 3A4P-Ansatz

　　3A　Arbeitsaufgabe

　　　　Arbeitszeit

　　　　Arbeitskraft

　　4P　Patienten

　　　　Persönlich

　　　　Personal

　　　　Praxis

◢ Praxisorganisation

　　Strukturen

　　Prozesse

　　Ergebnis

Umsetzung:

◢ Analyse der eigenen Arbeit nach der 3A4P-Struktur

◢ Gestaltung des Zeitmanagements mit 8 Prinzipien:

　E-V-A

　D-I-E-B-E

　A-B-S

　A-B-C

　S-T-O-P

　I-S-T

　F-I-T

　S-O-S

◢ Kontrolle

Teil 2
Einführung in die *TimeCheck*-Analyse

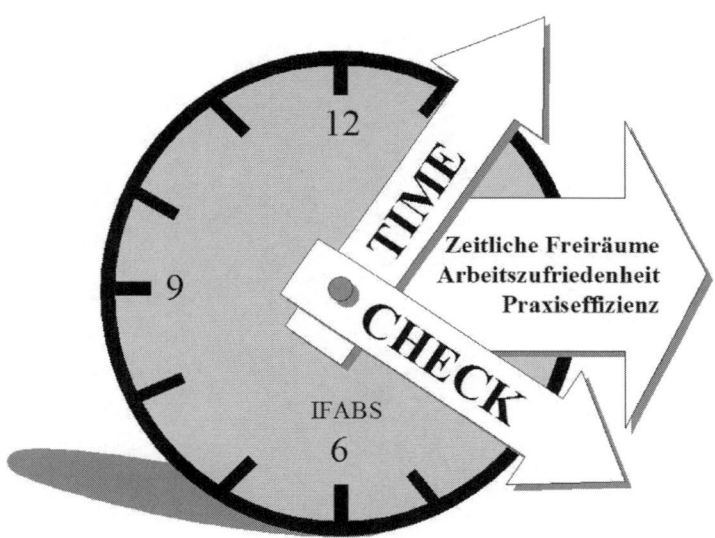

2.1 Was der *TimeCheck* für Sie tun kann

Einfach zum Erfolg

Der *TimeCheck* ist ein alltagsbewährtes, auf jede Praxis anwendbares System zur gezielten Untersuchung und Optimierung des ärztlichen Zeitmanagements. Die Systemstruktur wurde aus den Ergebnissen einer Vielzahl betriebswirtschaftlicher Praxisanalysen entwickelt. Er ist bewusst einfach aufgebaut, da der größte Teil von Zeitmanagementuntersuchungen, die Ärzte selbst durchführen, an dem Ziel scheitert, möglichst viele Faktoren zu erfassen. Hierdurch werden die Erfassungsunterlagen meist so unübersichtlich und der Aufwand so groß, dass die eigentlich notwendigen Untersuchungen schnell abgebrochen werden.

Trotz seiner Einfachheit erfasst der *TimeCheck* 90% der Hauptprobleme des ärztlichen Zeitmanagements. Ist der Anwender dann mit dem System vertraut, kann er es individuell nach den eigenen Anforderungen ausbauen und weiterentwickeln.

Der durch das Programm erzielbare durchschnittliche Zeitgewinn pro Woche liegt bei 9 Stunden und 16 Minuten. Auf das Jahr hochgerechnet ergeben sich hieraus 19,5 Tage mehr Zeit! Das Resultat: zeitliche Freiräume, eine gesteigerte Arbeitszufriedenheit und eine verbesserte Praxisorganisation.

Mit Analyseprogramm und Akademie zum Erfolg

Die Arbeit mit dem *TimeCheck* bietet Ihnen die Möglichkeit einer systematischen Untersuchung, indem Ihnen eine Struktur und die zugehörigen Hilfsmittel an die Hand gegeben werden. Aus den Analyseergebnissen können Sie dann – bei Bedarf – direkt die notwendigen Korrekturen vornehmen. Zu diesem Zweck ist der *TimeCheck* in zwei Teile gegliedert (vgl. Abb. 2.1):

◢ das *TimeCheck*-Analyseprogramm und
◢ die *TimeCheck*-Akademie.

Steckbrief „*TimeCheck*-Analyseprogramm"

Mit dem *TimeCheck*-Analyseprogramm untersuchen Sie Ihr Zeitmanagement. Das Programm ist so aufgebaut, dass Sie innerhalb von acht Tagen den kompletten Status-Quo Ihrer Zeitverwendung erstellt haben.

Steckbrief „*TimeCheck*-Akademie"

Parallel erfahren Sie in der *TimeCheck*-Akademie, welche Techniken und Instrumente Sie generell zur Gestaltung Ihres Zeitmanagements einsetzen können. Zum Ende jedes Akademie-Teils ist zudem aufgeführt, welchen Beitrag das vorgestellte Gestaltungsprinzip zur durchschnittlichen Zeiteinsparung in Arztpraxen leistet.

Beide Teile zusammen – Analyseprogramm und Akademie – ermöglichen Ihnen, nach ihrer Bearbeitung zu erkennen, was Sie konkret verändern müssen, um Ihre Zeit optimal und vor allem nach Ihren Vorstellungen einzusetzen.

Nicht behandelt werden dabei übergreifende strategische Fragen, z.B., ob Ihre Praxisöffnungszeiten auch zu Ihrer Patientenzielgruppe passen.

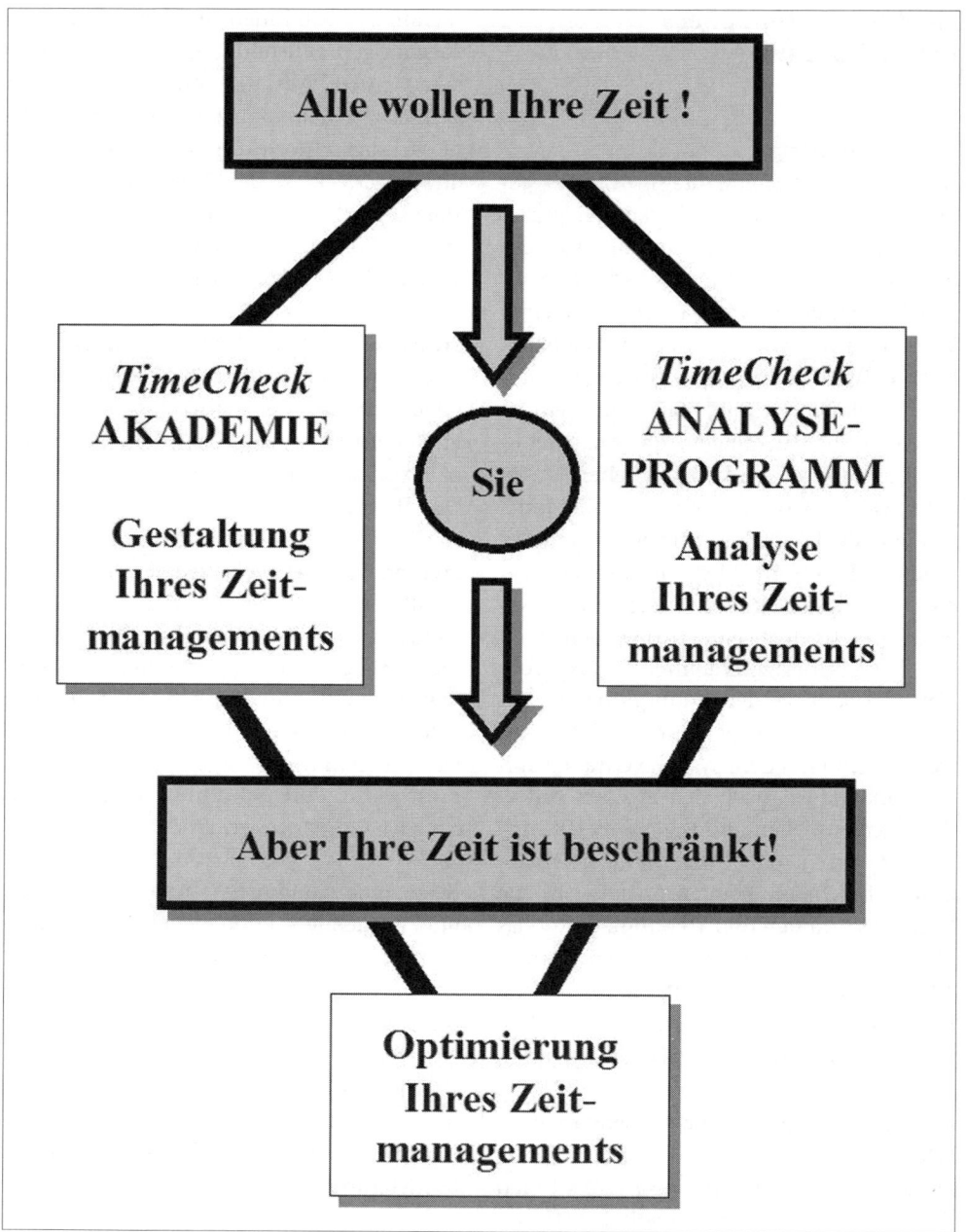

Abb. 2.1: Die Bausteine des *TimeChecks*

2.2 Wie der *TimeCheck* abläuft

Die folgende Übersicht (vgl. Tab. 2.1) zeigt Ihnen den zeitlichen Aufbau des *Time Check*-Analyseprogramms sowie die parallel verfügbaren Inhalte der *TimeCheck*-Akademie:

Tab. 2.1: Das *TimeCheck*-Analyseprogramm und die *TimeCheck*-Akademieinhalte im Überblick

TIMECHECK		
Zeitachse	**ANALYSEPROGRAMM**	**AKADEMIE**
Freitag	Schritt 1: • Information Ihrer Mitarbeiter über Ihre Zeitanalyse • Vervielfältigung der *TimeCheck*-Arbeitsblätter A, B und C • Erläuterung der Verwendung der *TimeCheck*-Arbeitsblätter A, B und C • Absprache des organisatorischen Ablaufs mit Ihren Mitarbeitern	Kursbestimmung für das Zeitmanagement: das E-V-A-Prinzip
Samstag/ Sonntag	Schritt 2: • Erarbeitung der Ziele für Ihr Zeitmanagement mit Hilfe der *TimeCheck*-Arbeitsblätter D1 bis D7 • Einführung in Ihr Aktivitäten-Zeit-Protokoll und seine Anwendung (*TimeCheck*-Arbeitsblätter E, F und G)	Zeitverluste konsequent vermeiden: das D-I-E-B-E-Prinzip
Montag	Schritt 3: • Beginn der Dokumentationsphase	Aufgaben ordnen mit dem A-B-C-Filter
Dienstag	Schritt 4: • Fortsetzung der Dokumentationsphase	Arbeitsentlastung durch Arbeitsverteilung: das A-B-S-Prinzip
Mittwoch	Schritt 5: • Fortsetzung der Dokumentationsphase	Zeitgewinn durch Zeitegoismus: das S-T-O-P-Prinzip
Donnerstag	Schritt 6: • Fortsetzung der Dokumentationsphase	Zeitmanagement durch Planung in Form bringen: das I-S-T-Prinzip
Freitag	Schritt 7: • Letzter Tag der Dokumentationsphase	Zeitmanagement und interne Kommunikation: das F-I-T-Prinzip
Samstag/ Sonntag	Schritt 8: • Zusammenführung und Verdichtung der Angaben aus der Dokumentationsphase mit Hilfe der *TimeCheck*-Arbeitsblätter H, I und J • Untersuchung der verdichteten Informationen auf Schwachstellen und Veränderungsmöglichkeiten mit Hilfe des *Time-Check*-Analyserasters • Neuorganisation des Zeitmanagements mit Hilfe des *Time-Check*-Aktionsplans	Zeitmanagement unterstützen durch Arbeitsplatzorganisation: das S-O-S-Prinzip

2.3 Die *TimeCheck*-Analyseblätter in der Übersicht

Die Analyse Ihres Zeitmanagements, aufgegliedert in eine Untersuchung der Praxisorganisation und Ihrer Arbeitsorganisation, erfolgt mittels Aufschreibeverfahren. Die hierfür benötigten Unterlagen, die *Time Check*-Analyseblätter, sind bereits alle für Sie vorbereitet. Im Einzelnen handelt es sich um folgende Unterlagen (vgl. Tab. 2.2), die den jeweiligen Kapiteln als Muster beigefügt sind und sich als Druck-/Kopiervorlage auf der CD-ROM befinden:

Tab. 2.2: Übersicht der TimeCheck-Arbeitsblätter

Zeitmanagement-Analyse				
	Analyse der Praxisorganisation		**Analyse Ihrer Arbeitsorganisation**	
	Mitarbeiter		**Arzt**	
	Bezeichnung	Erhebungs-/ Analyseziele	Bezeichnung	Erhebungs-/ Analyseziele
Datenerhebung	„A" Laufzettel	Aufenthaltsdauer, Warte- und Behandlungszeit der Patienten	„D1" bis „D7" Zielplanung	Entwicklung der Ziele für das Zeitmanagement
			„E" Aktivitäten- Zeit-Protokoll	Tätigkeiten, Dauer, Störungen
Datenverdichtung zu Tagesprofilen	„B" Tagesprofil/ Tabelle	Auswertungs- übersicht aller Laufzettel für einen Tag	„F" Tagesprofil/ Tabelle	Auswertungs- übersicht des Aktivitäten-Zeit- Protokolls für einen Tag
	„C" Tagesprofil/ Grafik	Auswertungs- übersicht aller Laufzettel für einen Tag	„G" Tagesprofil/ Grafik	Auswertungs- übersicht des Aktivitäten-Zeit- Protokolls für einen Tag
Datenverdichtung für den Dokumentations- zeitraum	„H" Arbeits- und Praxisorganisation „I" Motivation und Leistungskurve „J" Störungsübersicht			
Auswertung	TimeCheck-Analyseraster			
Optimierung	TimeCheck-Aktionsplan			

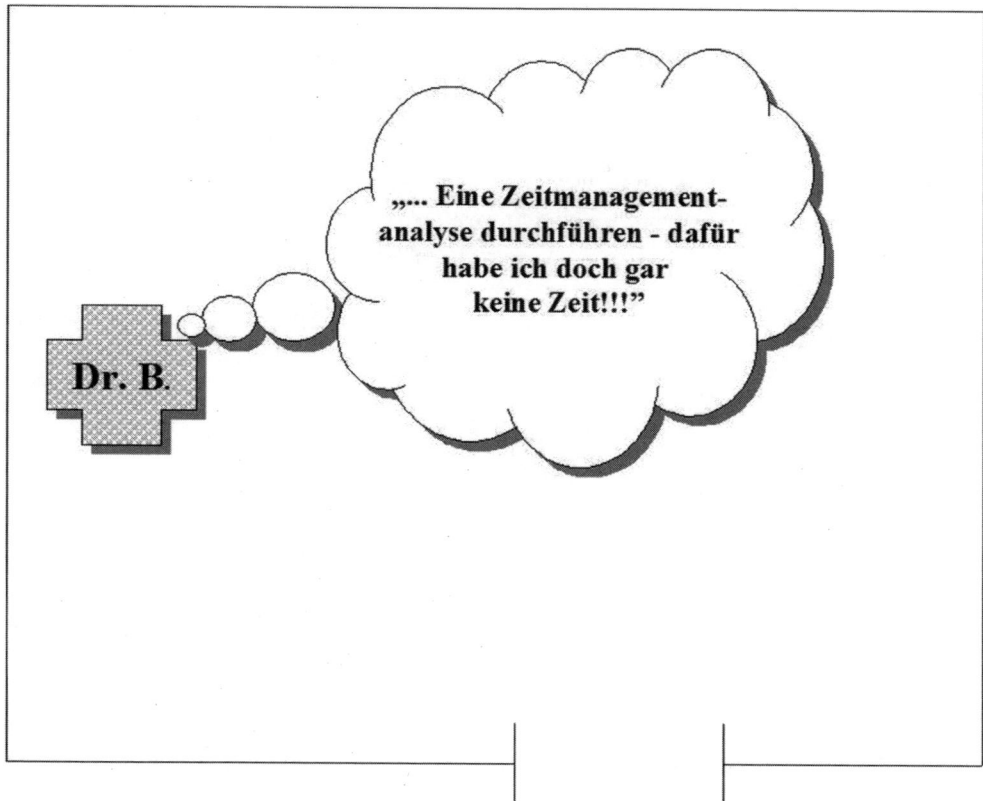

Abb. 2.2: Praxisszene

Die Informationen zur Praxisorganisation werden Ihre Mitarbeiter für Sie ermitteln, alle Angaben zu Ihrer Arbeitsorganisation dokumentieren Sie selbst. Der hierzu notwendige Aufwand ist so bemessen, dass es zu keiner Einschränkung oder zusätzlichen Belastung Ihrer Arbeit kommt und Sie auch nicht den Aussagen von Dr. Bertram folgen müssen, der – wenn es um das Zeitmanagement geht – wie viele Ärzte schnell abblockt (vgl. Abb. 2.2).

Teil 3
Der *TimeCheck*

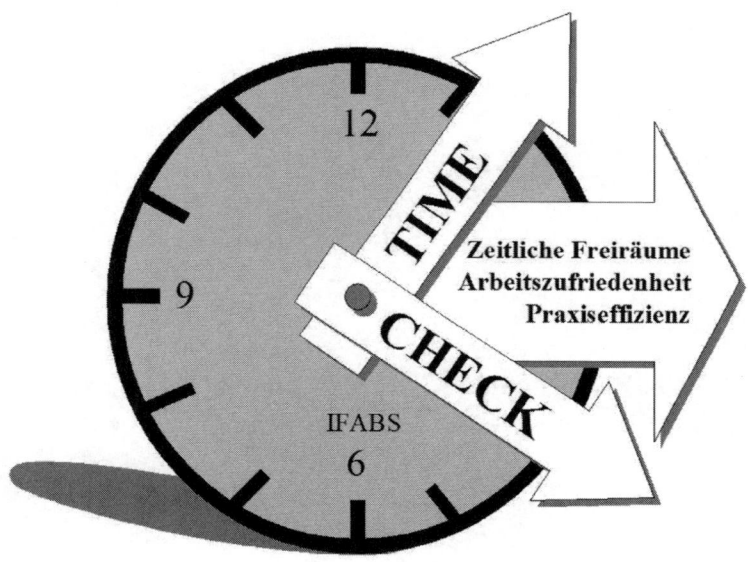

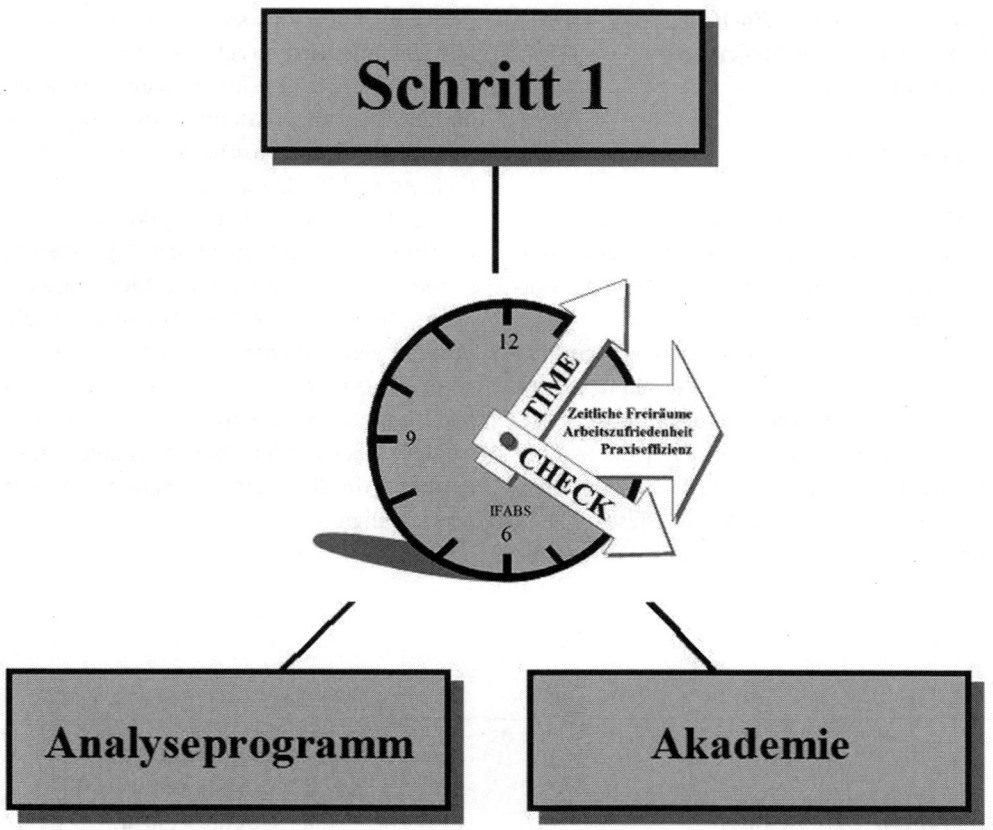

Vorbereitende Maß-
nahmen

Kursbestimmung für
das Zeitmanagement:
das E-V-A-Prinzip

3.1 *TimeCheck*-Analyseprogramm: Schritt 1 – Vorbereitende Maßnahmen

3.1.1 Vorgehen

Ziel des heutigen Tages ist es, Ihre Mitarbeiter über Ihr Vorhaben zu informieren und in die Arbeit einzubeziehen. Warum ist das notwendig?

Wie bereits im 3A4P-Ansatz verdeutlicht wurde, können Sie Ihr Zeitmanagement nicht von äußeren Einflüssen abkoppeln. Deren Untersuchung können jedoch nicht Sie selbst vornehmen, sondern Sie benötigen hierfür Ihre Mitarbeiter. Diese haben bestimmte zu untersuchende Tatbestände besser im Blick und können diese ereignisnah dokumentieren (vgl. Abb. 3.1).

Die Information Ihres Teams ist auch deshalb besonders wichtig, um möglichen Missverständnissen frühzeitig zu begegnen (vgl. Abb. 3.2). Diese führen nicht nur – erfolgt keine ausreichende Erklärung – zu nur eingeschränkt brauchbaren Ergebnissen, sondern auch zu einem schlechten Betriebsklima. Sie sollten Ihren Angestellten die Vorteile verdeutlichen, die auch für sie aus einer Optimierung des Zeitmanagements resultieren (z.B. entspannteres Arbeiten, weniger Überstunden, höhere Arbeitszufriedenheit durch weniger Fehler in der Abwicklung etc.).

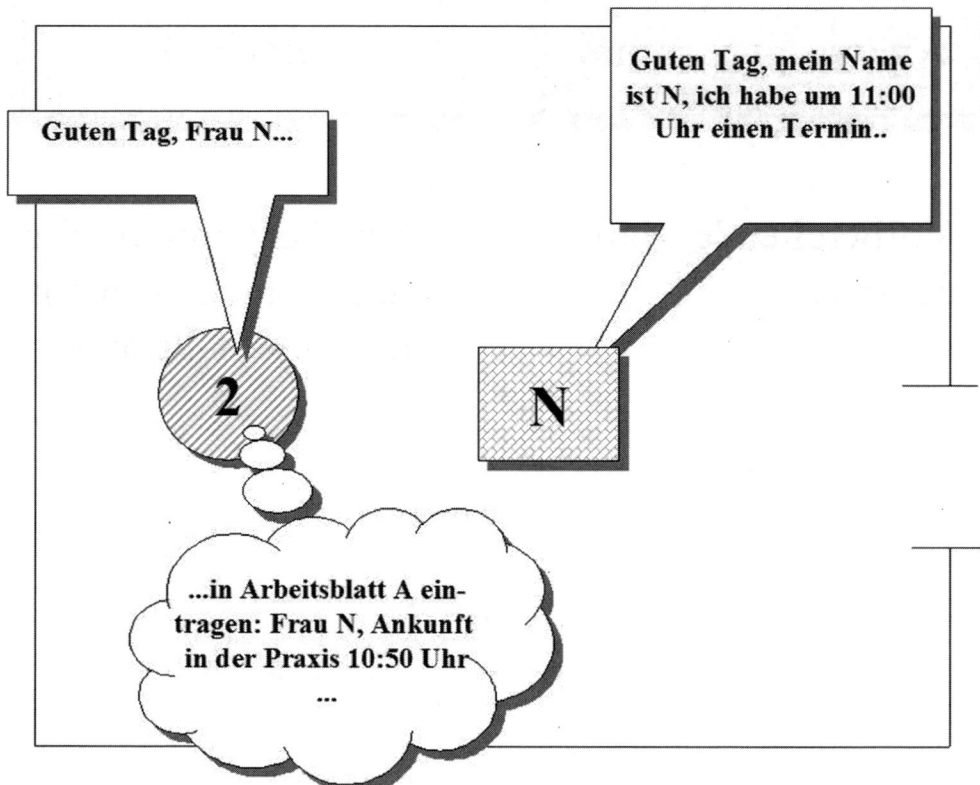

Abb. 3.1: Praxisszene

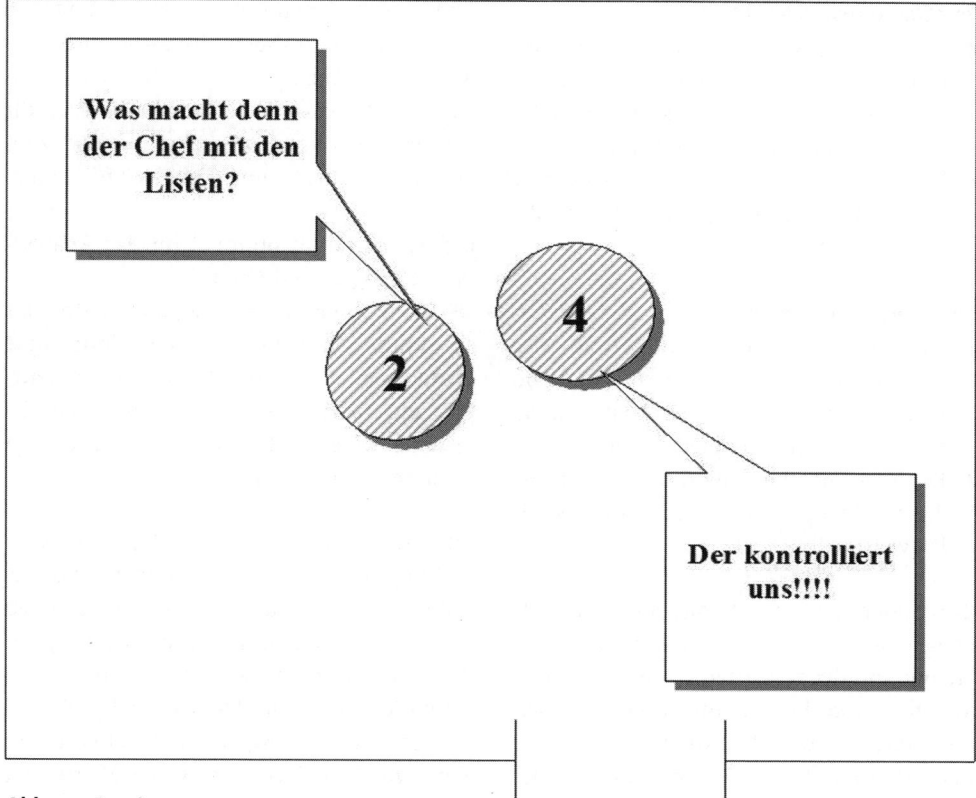

Abb. 3.2: Praxisszene

3.1.1.1 Verwendung der *TimeCheck*-Analyseblätter A, B und C

Mit Hilfe der Analyseblätter A, B und C erfassen Ihre Mitarbeiter wichtige Einflussgrößen Ihres Zeitmanagements. Das System der drei Analyseblätter ist so aufgebaut, dass mit Blatt A die Datenerfassung je Patient erfolgt, die dann in Blatt B für den Tag zusammengefasst wird. Das *TimeCheck*-Analyseblatt C bietet Ihnen optional die Möglichkeit, das Patientenmanagement Ihrer Praxis grafisch darzustellen.

Natürlich ist es auch möglich, die Datenerfassung gleich in Analyseblatt B vorzunehmen, um so einen Arbeitsschritt zu sparen. In der Praxis hat es sich jedoch als praktikabler erwiesen, mit den Laufzetteln zu arbeiten, da diese nach einer kurzen Einarbeitungs- und Gewöhnungszeit „nebenbei" ausgefüllt werden können und dennoch eine sehr hohe Erfassungsgenauigkeit gewährleisten.

Die Einführung in die Verwendung der Arbeitsblätter sollte folgende Punkte einschließen:

(1) Lassen Sie zunächst die in Kapitel 3.1.1.3 abgebildeten Analyseblätter in ausreichender Anzahl ausdrucken bzw. kopieren:

TimeCheck-Analyseblatt A
◢ Orientierungsgröße für die Anzahl der Kopien ist die geschätzte Patientenanzahl für die kommende Woche.
◢ Kopieren Sie ebenfalls das in Abschnitt 3.1.1.1.1 aufgeführte „Merkblatt Ausfüllhinweise".

TimeCheck-Analyseblatt B

◢ Orientierungsgröße für die Anzahl der Kopien ist die geschätzte tägliche Patientenanzahl. Teil 2 des Analyseblatts muss nur fünfmal kopiert werden.

◢ Kopieren Sie ebenfalls das in Abschnitt 3.1.1.1.2 aufgeführte „Merkblatt Ausfüllhinweise".

TimeCheck-Analyseblatt C

◢ Orientierungsgröße für die Anzahl der Kopien ist die geschätzte tägliche Patientenanzahl. Teil 2 des Analyseblatts muss nur fünfmal kopiert werden.

◢ Kopieren Sie ebenfalls das in Abschnitt 3.1.1.1.3 aufgeführte „Merkblatt Ausfüllhinweise".

(2) Schildern Sie Ihren Mitarbeitern Ihr Zeitmanagement-Analyseprojekt mit Ihrer Zielsetzung und der geplanten Dauer sowie dem Vorgehen. Sprechen Sie mit Ihren Mitarbeitern anhand der Merkblätter und der Analyseblätter die einzelnen Rubriken der *TimeCheck*-Formulare durch.

(3) Stimmen Sie mit Ihren Mitarbeitern ab, wer für das Ausfüllen der Analyseblätter zuständig ist.

(3a) Der Laufzettel (*TimeCheck*-Analyseblatt A) kann dabei bei mittleren und kleinen Praxen allein von der hierfür zuständigen Mitarbeiterin ausgefüllt werden, soweit sie einen Gesamtüberblick des Praxisgeschehens hat, bei größeren und Großpraxen oder wenn (3a) nicht zutrifft, den Patienten mitgegeben werden. In diesem Fall ist zu klären, welche Mitarbeiterin wann welche Angabe im Analyseblatt macht.

Sollten Patienten nach dem Zweck des Analyseblatts fragen, sollten diese kurz informiert werden, dass in der Praxis eine Zeitmanagementanalyse durchgeführt wird, um die Abläufe noch besser zu gestalten.

(3b) Zu festgelegten Zeiten (z.B. nach Ende der Vormittags- und Nachmittagssprechstunde) werden die Angaben des Analyseblatts A in das *TimeCheck*-Analyseblatt B (Tagesprofil/Tabelle) übertragen, zusätzlich werden zum Praxisschluss die Summen in Teil 2 berechnet.

(3c) Gleiches gilt optional für das Analyseblatt C (Tagesprofil/Grafik).

Die Einheiten des Diagramms sind als 15-Minuten-Einheiten eingeteilt. Sollte diese Einteilung auf Ihre Praxismanagement-Planung nicht zutreffen, können Sie die visuelle Übersicht auch mit Hilfe von Millimeterpapier erstellen.

(4) Besonders bei einer so kurzen Untersuchungsdauer kommt es darauf an, dass die Daten, die Ihre Mitarbeiter erfassen, so genau wie nur möglich sind. Um die Genauigkeit der Dokumentation zu überprüfen, sollten Sie im Rahmen einer kleinen Stichprobe bei einigen zufällig ausgewählten Patienten in *TimeCheck*-Analyseblatt B die Werte der Gesamtaufenthaltsdauer in Spalte 14 mit den Werten vergleichen, die sich aus der Summierung der Angaben in den Spalten 10 und 13 ergeben. Beide Wertgrößen müssen übereinstimmen bzw. dürfen nur geringfügig abweichen. Bei größeren Diskrepanzen sollten Sie mit dem (den) Mitarbeiter(n), der (die) für das Ausfüllen der Analyseblätter zuständig ist (sind), Rücksprache zur Erhöhung der Erfassungsgenauigkeit halten.

Eine weitere Kontrollmöglichkeit besteht darin, die Angaben der Spalte 11 mit Ihren eigenen Aufzeichnungen in Ihrem Aktivitäten-Zeit-Protokoll (*TimeCheck*-Analyseblatt E) abzugleichen.

(5) Stimmen Sie mit Ihren Mitarbeitern ab:

◢ wie die Arbeitsblätter abzulegen sind,

◢ wann die Datenerfassung in Analyseblatt B (optional: Analyseblatt C) erfolgen soll,

◢ wann Sie die fertigen Unterlagen nach Arbeitsschluss vorliegen haben möchten.

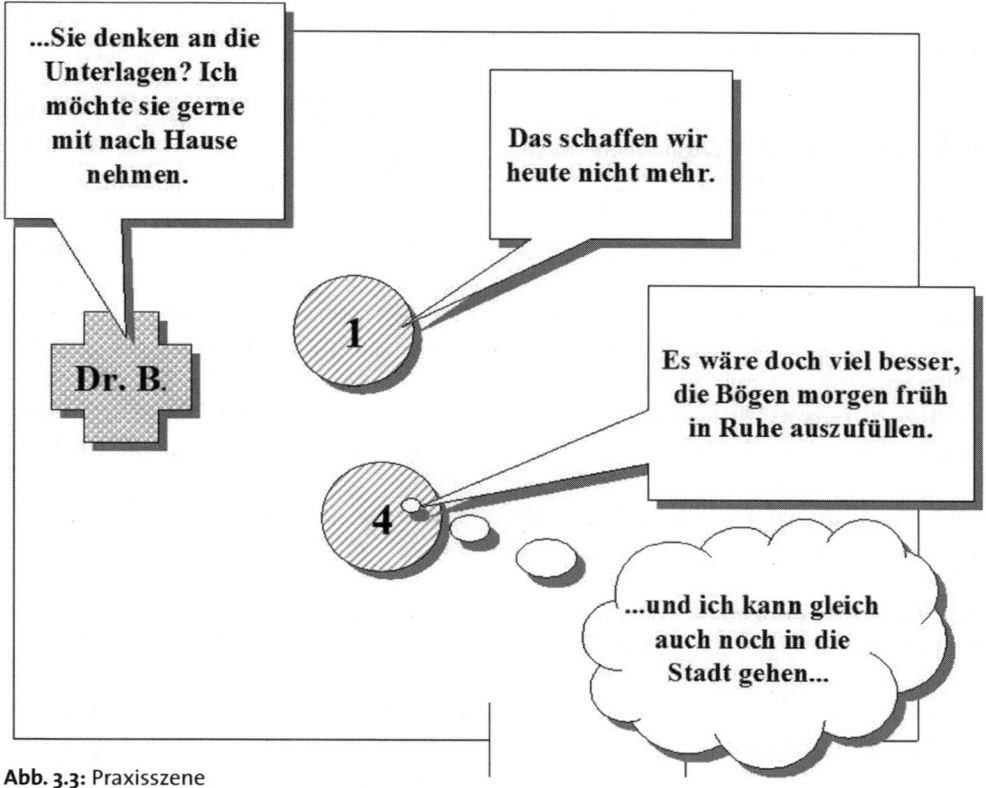

Abb. 3.3: Praxisszene

(6) Wichtig ist, dass die Tagesanalyse auch am selben Tag abgeschlossen ist. Lassen Sie von Anfang an Argumente wie in Abbildung 3.3 nicht gelten, denn die Analyse eines Tages darf nicht zum Arbeitsbestandteil des Folgetages werden.

⏱ 3.1.1.1.1 Merkblatt „Ausfüllhinweise" zu *Time Check*-Analyseblatt A (Laufzettel)

Zielsetzung: Das *TimeCheck*-Analyseblatt A dient dazu, die für Ihr Zeitmanagement relevanten Vorgänge des Patientenmanagements zu untersuchen.

Verwendung: Für jeden Patienten wird bei dessen Erscheinen in Ihrer Praxis ein Laufzettel angelegt. Die ausgefüllten Bögen werden in einem eigenen Ordner nach der laufenden Nummerierung geordnet abgelegt.

Feld 1 – Patient:
Angabe der Patienteninitialen

Feld 2 – Datum:
Vermerk des Tagesdatums

Feld 3 – Lfd. Nr.:
Die Patienten werden in der Reihenfolge ihrer Meldung am Empfang mit einer fortlaufenden Nummer, beginnend bei „1", erfasst. So ist später bei der Auswertung die Chronologie des Eintreffens schneller nachvollziehbar.

Feld 4 – Ankunft:
Eintrag der Uhrzeit des Eintreffens in der Praxis

Feld 5 – Bestellzeit:
Eintrag des mit dem Patienten vereinbarten Termins. Ist der Patient unangemeldet

gekommen, bleibt das Feld leer. Handelt es sich um einen Notfall, wird ein „N" eingetragen.

Feld 6 – Wartezeit im Wartezimmer:

Feld 6a: Eintrag des Beginns
Feld 6b: Eintrag des Endes
Feld 6c: Berechnung der Gesamtdauer (Feld 6b – Feld 6a).
Summe 6c: Wartet der Patient mehrfach, wird für jeden Wartevorgang Beginn und Ende eingetragen und die sich aus allen Wartevorgängen ergebende Gesamtzeit in das Feld Summe 6c eingetragen.

Feld 7 – Wartezeit in Untersuchungs-/Behandlungsräumen:

Feld 7a: Eintrag des Beginns
Feld 7b: Eintrag des Endes
Feld 7c: Berechnung der Gesamtdauer (Feld 7b – Feld 7a).
Summe 7c:
Wartet der Patient mehrfach, wird für jeden Wartevorgang Beginn und Ende eingetragen und die sich aus allen Wartevorgängen ergebende Gesamtzeit in das Feld Summe 7c eingetragen. (In den Feldern dieser Rubrik wird auch die Wartezeit im Arztzimmer dokumentiert.)

Feld 8 – Arztkontakt:

Feld 8a: Eintrag des Beginns
Feld 8b: Eintrag des Endes
Feld 8c: Berechnung der Gesamtdauer (Feld 8b – Feld 8a).
Summe 8c:
Hat der Patient mehrfachen Arztkontakt, wird für jeden Wartevorgang Beginn und Ende eingetragen und die sich aus allen Kontakten ergebende Gesamtzeit in das Feld Summe 8c eingetragen.

Feld 9 – Untersuchungen/Behandlungen ohne Arzt

Feld 9a: Eintrag des Beginns
Feld 9b: Eintrag des Endes

Feld 9c: Berechnung der Gesamtdauer (Feld 9b – Feld 9a).
Summe 9c:
Finden mehrfach Untersuchungen/Behandlungen ohne Arzt statt, wird für jeden Vorgang Beginn und Ende eingetragen und die sich aus allen Vorgängen ergebende Gesamtzeit in das Feld Summe 9c eingetragen.

Feld 10 – Verlassen der Praxis:

Eintrag der Uhrzeit des Verlassens der Praxis

3.1.1.1.2 Merkblatt „Ausfüllhinweise" zu *Time* ⊘ *Check*-Analyseblatt B (Tagesprofil/Tabelle)

Zielsetzung: Das *TimeCheck*-Analyseblatt B dient dazu, pro Tag eine Gesamtübersicht des Patientenmanagements aus den Angaben der Laufzettel (*TimeCheck*-Analyseblätter A) zu erstellen.

Verwendung: Zu festgelegten Zeiten (z.B. nach Ende der Vormittags- und Nachmittagssprechstunde) werden die Angaben des Analyseblatts A übertragen, zusätzlich zum Praxisschluss die Summen in Teil 2 berechnet.

Teil 1:

Feld Tagesdatum: Tragen Sie hier das Datum des untersuchten Tages ein.

Spalte 1 – Lfd. Nr.: Übertrag der laufenden Nummern aus *TimeCheck*-Analyseblatt A (Feld 3)

Spalte 2 – Patient: Übertrag der Patienteninitialen aus *TimeCheck*-Analyseblatt A (Feld 1)

Spalte 3 – Planungsstatus:
m.T. = mit Termin
Diese Rubrik wird angekreuzt, wenn der Patient aufgrund eines vorher vereinbarten Termins in die Praxis gekommen ist (Feld 5 in Analyseblatt A enthält eine Angabe).

Spalte 4 – Planungsstatus:

o.T. = ohne Termin
Diese Rubrik wird angekreuzt, wenn der Patient ohne einen vorher vereinbarten Termin in die Praxis gekommen ist. Handelte es sich um einen Notfall, wird ein „N" ergänzt (Feld 5 in Analyseblatt A enthält keine Zeitangabe oder ein „N")

Spalte 5 – Status Termintreue:

rechtzeitig
Machen Sie hier ein Kreuz, wenn Terminvereinbarung und Erscheinen des Patienten in der Praxis übereinstimmen (Vergleich der Felder 4 und 5)

Spalte 6a – Status Termintreue:

zu früh (ja/nein)
Machen Sie hier ein Kreuz, wenn der Patient vor dem vereinbarten Termin in der Praxis erscheint (Vergleich der Felder 4 und 5). Ist dies nicht der Fall, bleibt das Feld frei.

Spalte 6b – Status Termintreue:

zu früh (Minuten)
Tragen Sie hier die Minuten ein, die der Patient vor dem vereinbarten Termin in der Praxis erschienen ist (Vergleich der Felder 4 und 5). Ist dies nicht der Fall, bleibt das Feld frei.

Spalte 7a – Status Termintreue:

zu spät (ja/nein)
Machen Sie hier ein Kreuz, wenn der Patient nach dem vereinbarten Termin in der Praxis erscheint (Vergleich der Felder 4 und 5). Ist dies nicht der Fall, bleibt das Feld frei.

Spalte 7b – Status Termintreue:

zu spät (Minuten)
Tragen Sie hier die Minuten ein, die der Patient nach dem vereinbarten Termin in der Praxis erschienen ist (Vergleich der Felder 4 und 5). Ist dies nicht der Fall, bleibt das Feld frei.

Spalte 8 – Status Warten:

Wartezimmer: Eintrag der Gesamtdauer, die der Patient im Wartezimmer verbracht hat (Feld 6c bzw. Feld Summe 6c)

Spalte 9 – Status Warten:

Untersuchungs- und Behandlungsräume: Eintrag der Gesamtdauer, die der Patient wartend in Untersuchungs-, Behandlungs- und ärztlichen Besprechungszimmern verbracht hat (Feld 7c bzw. Summe 7c)

Spalte 10 – Status Warten:

Gesamt-Wartezeit: Summe der Angaben in den Spalten 8 und 9

Spalte 11 – Status Behandlung:

Dauer des Arztkontaktes (Feld 8c bzw. Feld Summe 8c)

Spalte 12 – Status Behandlung:

Dauer der Behandlungen ohne Arzt (Feld 9c bzw. Feld Summe 9c)

Spalte 13 – Status Behandlung:

Gesamt-Behandlungszeit: Summe der Angaben in den Spalten 11 und 12

Spalte 14 – Aufenthaltsdauer gesamt:

Zeit zwischen Ankunft in der Praxis (Feld 4) und Verlassen der Praxis (Feld 10)

Teil 2:

Summenfeld S1: Übernehmen Sie die letzte laufende Nummer in das Summenfeld.

Summenfeld S3: Zählen Sie die Kreuze in dieser Spalte und tragen Sie die Gesamtzahl in das Summenfeld ein.

Summenfeld S4: Zählen Sie die Kreuze in dieser Spalte und tragen Sie die Gesamtzahl in das Summenfeld ein.

Summenfeld S5: Zählen Sie die Kreuze in dieser Spalte und tragen Sie die Gesamtzahl in das Summenfeld ein.

Summenfeld S6a: Zählen Sie die Kreuze in dieser Spalte und tragen Sie die Gesamtzahl in das Summenfeld ein.

Summenfeld S6b: Addieren Sie die Werte in dieser Spalte und tragen Sie den Gesamtwert in das Summenfeld ein.

Berechnungsfeld S6c: Berechnen Sie aus den Werten der Felder S6a und S6b die durchschnittliche Zeit des zu frühen Erscheinens.

Summenfeld S7a: Zählen Sie die Kreuze in dieser Spalte und tragen Sie die Gesamtzahl in das Summenfeld ein.

Summenfeld S7b: Addieren Sie die Werte in dieser Spalte und tragen Sie den Gesamtwert in das Summenfeld ein.

Berechnungsfeld S7c: Berechnen Sie aus den Werten der Felder S7a und S7b die durchschnittliche Zeit der Verspätungen.

Summenfeld S8 bis Summenfeld S14: Addieren Sie die Werte in diesen Spalten und tragen Sie den Gesamtwert in das jeweilige Summenfeld ein.

Berechnungsfelder S8a bis S14a: Setzen Sie die jeweiligen Summen in Relation zur Gesamtzahl der Patienten des heutigen Tages und berechnen Sie den Durchschnittswert.

3.1.1.1.3 Merkblatt „Ausfüllhinweise" zu *Time Check*-Analyseblatt C (Tagesprofil/Grafik))

Zielsetzung: Das *TimeCheck*-Analyseblatt C dient dazu, pro Tag eine Gesamtübersicht des Patientenmanagements aus den Angaben der Laufzettel (*TimeCheck*-Analyseblätter A) zu erstellen.

Verwendung: Zu festgelegten Zeiten (z.B. nach Ende der Vormittags- und Nachmittagssprechstunde) werden ausgewählte Angaben des Analyseblatts A übertragen.

Feld Datum: Tragen Sie hier das Datum des untersuchten Tages ein.

Stundenfelder: Tragen Sie im ersten Feld den Beginn der Praxisarbeitszeit ein und versehen Sie hiervon ausgehend die folgenden Stundenfelder mit den passenden Angaben.

Spalte 1 – Lfd. Nr.: Übertrag der laufenden Nummern aus *TimeCheck*-Analyseblatt A (Feld 3)

Spalte 2 – Patient: Übertrag der Patienteninitialen aus *TimeCheck*-Analyseblatt A (Feld 1)

Diagramm: Die Markierungen des Diagramms sind in 15-Minuten-Einheiten eingeteilt. Tragen Sie hier für jeden Patienten als Balken die Zeitspanne zwischen seiner Ankunftszeit (Feld 4 aus *TimeCheck*-Analyseblatt A) und der Zeit, zu der er die Praxis verlässt (Feld 10 aus *TimeCheck*-Analyseblatt A) ein. Vermerken Sie den Zeitpunkt, zu dem er bestellt war, mit einem Pfeil.

3.1.1.2 Muster der *TimeCheck*-Arbeitsblätter A, B und C

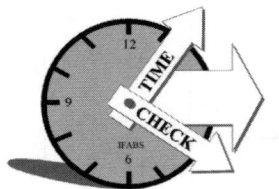

	ANALYSEBLATT „A"

Patient (1): _____　　　**Datum** (2): _____

Lfd. Nr. (3): _____ **Ankunft** (4): _____ Uhr　**Bestellzeit** (5): _____ Uhr

		Uhrzeit Beginn	Uhrzeit Ende	Dauer in Minuten
Warten	**Wartezimmer**	(6a)	(6b)	(6c) Summe 6c
	Untersuchungs-/ Behandlungsräume	(7a)	(7b)	(7b) Summe 7c
Behandlung	**Arztkontakt**	(8a)	(8b)	(8c) Summe 8c
	Sonstige Untersuchungen/ Behandlungen ohne Arzt	(9a)	(9b)	(9c) Summe 9c

Verlassen der Praxis (10): _____ Uhr

ANALYSEBLATT „B"/Teil 1

Datum: Seite:

(S1) Lfd. Nr.	(S2) Patient	Status Planung		(S6) Recht-zeitig	Status Termintreue				(S8) Warte-zim-mer	Status Warten	(S10) Gesamt-Wartezeit	Status Behandlung			(S14) Aufenthalts-dauer gesamt
		(S3) m. T.	(S4) o. T.		(S6) Zu früh		(S7) zu spät			(S9) Unters./Beh.-Räume		(S11) Arztkontakt	(S12) Unters./Beh. ohne Arzt	(S13) Gesamt-Behand-lungszeit	
					(S6a) ja / nein	(S6b) Minuten	(S7a) ja / nein	(S7b) Minuten							

ANALYSEBLATT „B" / Teil 2　　　　**Datum:**

(S1) Lfd. Nr.	(S2) Patient	Status Planung			Status Termintreue					Status Warten			Status Behandlung				
		(S3) m. T.	(S4) o. T.	(S5) Recht-zeitig	(S6) Zu früh		(S7) zu spät			(S8) Wartezim-mer	(S9) Unters./ Beh.- Räume	(S10) Gesamt-wartezeit	(S11) Arztkontakt	(S12) Unters./ Beh. ohne Arzt	(S13) Gesamt-behand-lungszeit	(S14) Aufent-haltsdauer gesamt	
					(S6a) ja / nein	(S6b) Minuten	(S7a) ja / nein	(S7b) Minuten									

Zeilenbeschriftungen:

- (S1) Gesamt der Patienten
- (S3) Anzahl Patienten mit Termin
- (S4) Anzahl Patienten ohne Termin
- (S5) Anzahl termintreuer Patienten
- (S6a) Anzahl zu früh erschienener Patienten
- (S6b) Summe der zu früh erschienenen Zeit
- (S7a) Anzahl zu spät erschienener Patienten
- (S7b) Summe der zu spät erschienenen Zeit
- (S8) Summe der Wartezeit im Wartezimmer
- (S9) Summe der Wartezeit in Unters./Beh.-Räumen
- (S10) Summe der gesamten Wartezeit
- (S11) Summe der Arztkontaktzeit
- (S12) Summe der Zeit für Unters./Beh. ohne Arzt
- (S13) Summe der gesamten Behandlungszeit
- (S14) Summe der gesamten Aufenthaltsdauer

- (S6c) Durchschnittliche Zeit des zu frühen Erscheinens
- (S7c) Durchschnittliche Zeit des zu späten Erscheinens
- (S8a) Durchschnittliche Wartezeit im Wartezimmer
- (S9a) Durchschnittliche Wartezeit in Unters./Beh.-Räumen
- (S10a) Durchschnittliche Gesamtwartezeit
- (S11a) Durchschnittliche Arztkontaktzeit
- (S12a) Durchschnittliche Zeit für Unters./Beh. ohne Arzt
- (S13a) Durchschnittliche Gesamtbehandlungszeit
- (S14a) Durchschnittliche Gesamtaufenthaltsdauer

ANALYSEBLATT „C"

Datum:

Seite:

TIME CHECK

(1) Lfd. Nr.	(2) Patient																														

3.1.2 *TimeCheck*-Akademie: Kursbestimmung für das Zeitmanagement: das E-V-A-Prinzip

Eine Sache oder einen Prozess optimieren kann man nur, wenn es eine Zielsetzung gibt, an der Richtung und Ausmaß der Optimierung ausgerichtet werden können. Diese Kursbestimmung erfolgt durch die Formulierung von Zielen, mit denen Sie Ihre Vorstellungen beschreiben, wie Ihr Zeitmanagement zukünftig aussehen soll.

Ziele ermöglichen Ihnen in Bezug auf die Optimierung Ihres Zeitmanagements:

◢ Ihre Analyse-Ergebnisse überhaupt sinnvoll zu interpretieren,

◢ aus den zur Verfügung stehenden Zeitmanagement-Instrumenten die für Ihre individuelle Situation passenden auszuwählen und

◢ Ihre Mitarbeiter so zu informieren und einzubinden, dass diese Ihr Zeitmanagement bestmöglich unterstützen.

Mit dem Formulieren von Zielen sparen Sie darüber hinaus auch Zeit, da Sie genau wissen, was Sie wollen. Dadurch wird der zeitliche Aufwand für die Beschaffung von Informationen oder für das Treffen von Entscheidungen deutlich gesenkt. Hinzu kommt eine größere Ausgeglichenheit, da Sie nicht mehr in der ständigen Unsicherheit leben, vielleicht doch nicht das Richtige getan zu haben.

Als Vorstellungen über die Zukunft werden Ziele natürlich immer unter Unsicherheit gebildet, da die möglichen Entwicklungen und Veränderungen, die als Annahmen in die Zielformulierung eingehen, sich jederzeit ändern können. Deshalb ist es wichtig, Ziele regelmäßig in einem Soll-Ist-Vergleich zu kontrollieren (vgl. Abb. 3.4).

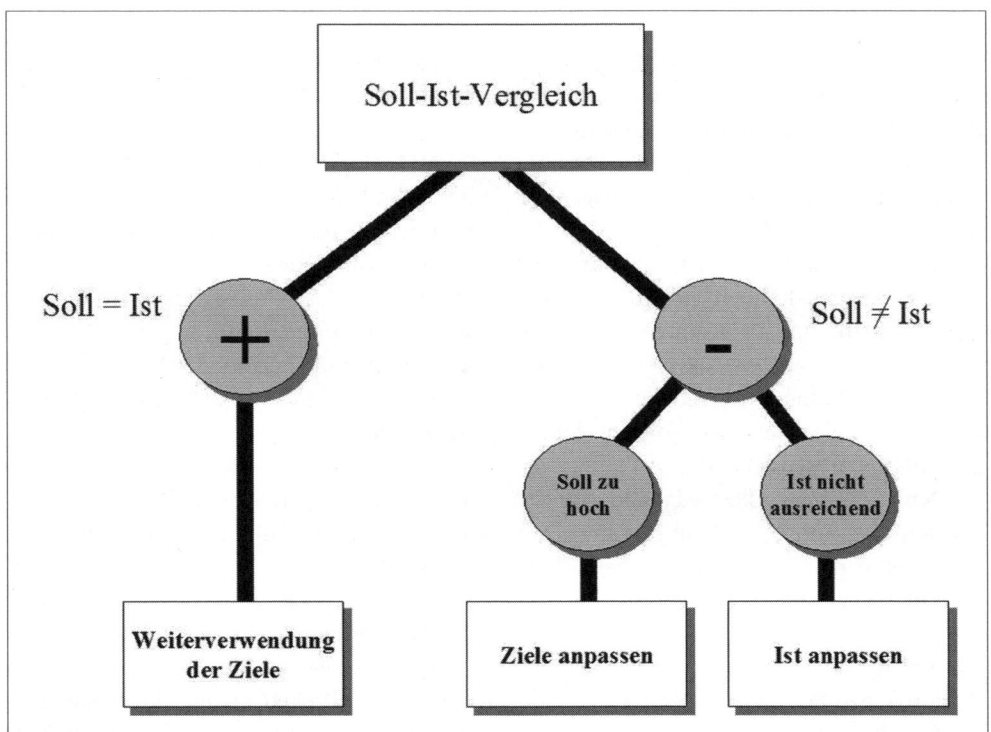

Abb. 3.4: Soll-Ist-Vergleich

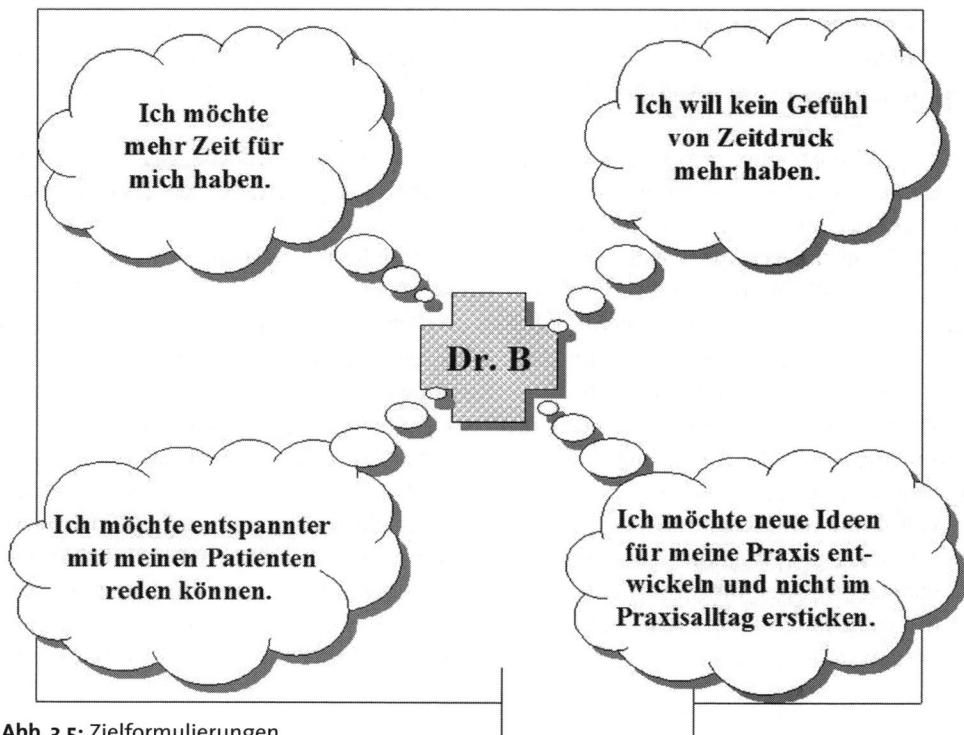

Abb. 3.5: Zielformulierungen

Grundlage für eine funktionierende Arbeit mit Zielen und Voraussetzung für die Durchführung von Soll-Ist-Vergleichen ist die richtige Zielformulierung. Dr. Bertram formuliert die Ziele für sein Zeitmanagement wie folgt (vgl. Abb. 3.5).

Einziges Problem: Bei den Ausführungen von Dr. Bertram handelt es sich nicht um Ziele, sondern um Zielvisionen. Ziele sind dadurch charakterisiert, dass sie so realistisch und detailliert wie möglich beschreiben, **was** bis **wann wie** mit **welchem** Ergebnis getan werden soll.

Dennoch waren die Gedanken von Dr. Bertram nicht umsonst, denn hiermit hat er bereits eine der Vorstufen der Zielbildung nach dem E-V-A-Prinzip umgesetzt.

E-V-A steht für

◢ **E** ingrenzung
◢ **V** ision
◢ **A** usarbeitung"

und leitet Sie wie folgt zu Ihren Zeitmanagement-Zielen (vgl. Abb. 3.6):

Schritt 1: Eingrenzung
Im ersten Schritt tragen Sie die Stärken und Schwächen Ihres derzeitigen Zeitmanagements zusammen:
Stärken
◢ Was funktioniert gut?
◢ Womit sind Sie zufrieden?
◢ Worauf können Sie sich verlassen?
Schwächen
◢ Was ist problematisch?
◢ Worüber ärgern Sie sich immer wieder?
◢ Was möchten Sie schon seit längerem ändern?

Schritt 2: Vision
Formulieren Sie auf der Grundlage der in Schritt 1 ermittelten Inhalte Ihre Vorstellungen (Vision), wie das für Sie ideale Zeitmanagement aussehen soll: welche Wün-

sche, Ideen, vielleicht sogar konkreten Projekte haben Sie, um die Stärken Ihres Zeitmanagements weiter auszubauen und die Schwächen zu beseitigen bzw. zu minimieren?

Schritt 3: Ausarbeitung
Ordnen Sie zuletzt die in Schritt 2 zusammengestellten Punkte nach ihrer Bedeutung für Sie. Beginnen Sie dann, innerhalb der Ihnen bekannten 3A4P-Struktur so realistisch und detailliert wie möglich zu beschreiben, was zu jedem Punkt bis wann mit welchem Ergebnis wie getan werden soll.

Das folgende Beispiel gibt einen Anwendungshinweis, wie eine Vision in konkrete Ziele umgesetzt wird:

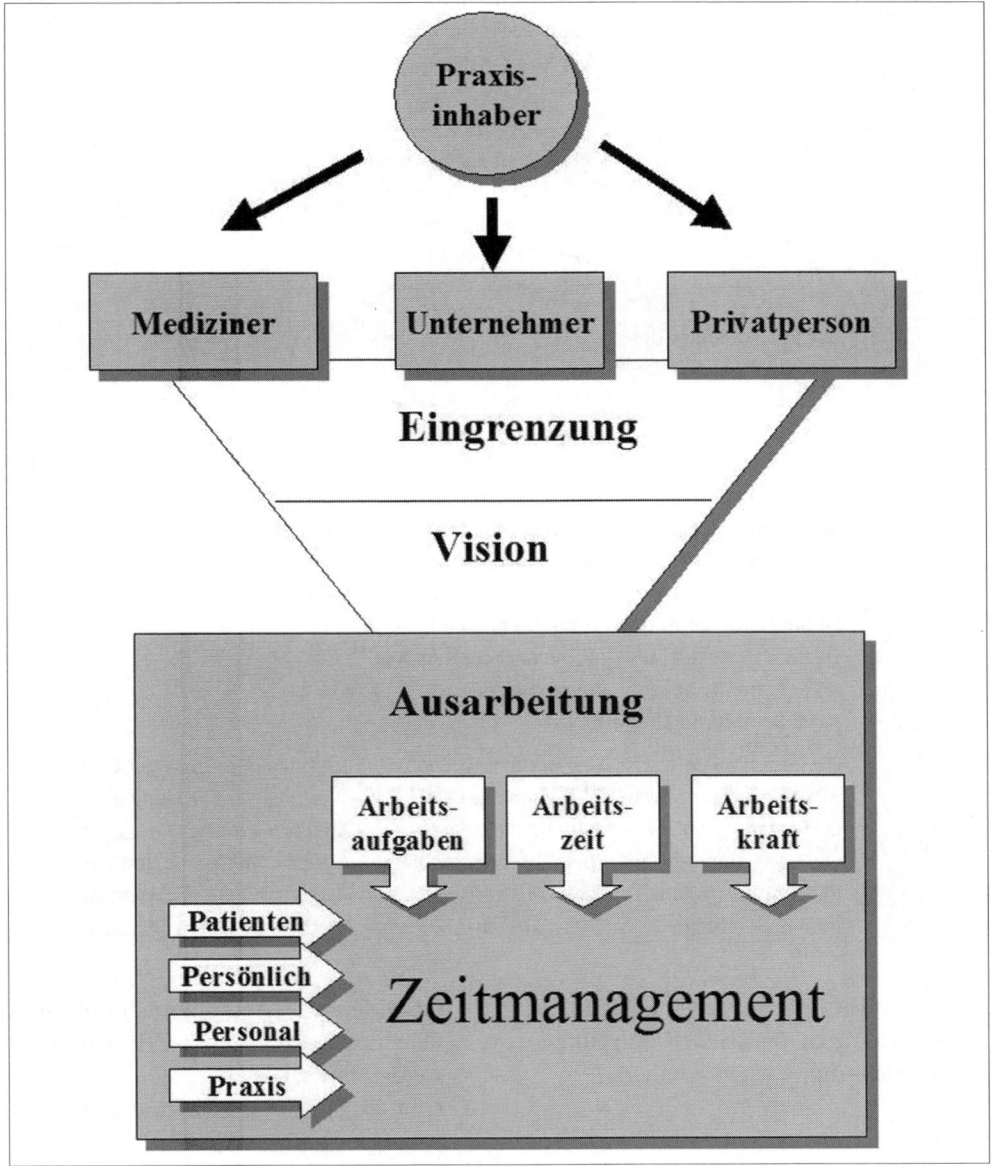

Abb. 3.6: Das E-V-A-Prinzip im Überblick

Vision: Ich möchte entspannter arbeiten!

Aus der Vision leite ich für mich folgende Ziele ab:

Tab. 3.1: Umsetzung einer Vision in Ziele mit Hilfe des 3A4P-Ansatzes

	Arbeitsaufgabe	Arbeitszeit	Arbeitskraft
Patienten	Bis zum (Datum) werde ich meine Arbeitsstruktur untersuchen.	80% meiner Gesamtarbeitszeit soll für Patientenkontake zur Verfügung stehen.	Mein Engagement werde ich auf Patienten mit dem Krankheitsbild xy konzentrieren, die einen Anteil von z% am Gesamtpatientenaufkommen haben sollen.
Persönlich	Grundsätzlich werde ich mein Verhalten ändern, zu jeder Zeit über alles informiert zu sein.	Meine persönliche Arbeitszeit soll auf täglich acht Stunden begrenzt werden. Ich werde keine Arbeit mehr mit nach Hause nehmen.	Meine Leistungsfähigkeit werde ich durch verstärkte sportliche Betätigung in der gewonnenen Freizeit erhalten (3x wöchentlich Schwimmen).
Personal	Auf der Grundlage der Analyse-Ergebnisse erstelle ich bis zum (Datum) einen Katalog der Aufgaben, die die Mitarbeiter zusätzlich übernehmen werden. Hieraus werde ich bis zum (Datum) ein Fortbildungsprogramm zur Qualifizierung der Mitarbeiter für die neuen Aufgaben entwickeln.	Ab dem (Datum) werden feste Arbeitszeiten eingeführt. Die Zahl der Überstunden soll auf maximal x pro Mitarbeiter pro Monat beschränkt werden. Zudem werde ich bis zum (Datum) eine Personalbedarfsanalyse durchführen.	Ich möchte nicht mehr täglich mit Führungsaufgaben belastet werden. Deshalb wird Frau T. bis zum (Datum) zur Praxismanagerin ausgebildet.
Praxis	Die gesamten Beschaffungsaktivitäten sowie die Bestandsplanung wird spätestens ab dem (Datum) eine Mitarbeiterin übernehmen.	Ich werde mich monatlich mindestes drei Stunden mit der betriebswirtschaftlichen Auswertung beschäftigen.	Ich fühle mich in Bezug auf die finanzielle Entwicklung und Steuerung meiner Praxis immer unsicher und werde deshalb von (Datum) bis zum (Datum) eine Fortbildung hierzu besuchen.

Im Folgenden finden Sie eine Reihe sog. „Kick-Off"-Fragen, die als Ideenanregung für Ihre Zieldefinition dienen können:

Patienten

◢ Gibt es Patienten, die für die Praxisarbeit eine hohe Bedeutung haben, einer besonderen Betreuung bedürfen und denen insgesamt mehr Zeit gewidmet werden muss?

◢ Gibt es Patienten, die fast keine Zeit beanspruchen?

◢ Kann die auf eine persönliche Patientenbetreuung aufzuwendende Zeit durch eine andere Vorgehensweise kompensiert werden (Können z.B. die Mitarbeiter mehr Betreuungsaufgaben übernehmen?)?

◢ Kann Gesprächszeit durch eine veränderte Gesprächsführung verkürzt werden, ohne dass die Patienten das Gefühl erhalten, abgefertigt zu werden?

◢ Können Patientenkontakte noch mehr auf das Wesentliche konzentriert werden, z.B. durch Erfassung bestimmter Informationen im Vorfeld mittels Fragebogen?

◢ Kann ich – zunächst bei meinen Stammpatienten – kalkulieren, wie viel Kontaktzeit ausreicht, um die Patienten zufrieden zu stellen?

◢ Mit welchen Patienten arbeite ich am liebsten zusammen? Wie viel Zeit beanspruchen diese?

◢ Welche Patienten bringen den höchsten Umsatz? Wie groß ist der zeitliche Aufwand für diese?

Persönlich

◢ Wie soll das Verhältnis meiner Arbeits- zu meiner Freizeit aussehen?

◢ Was muss ich für meine Fortbildung (medizinisch, unternehmerisch) tun? Wie viel Zeit möchte/muss ich einplanen?

◢ Wie sollen meine Arbeitszeiten aussehen?

◢ Was muss ich tun, um gesund und leistungsfähig zu bleiben? Wie viel Zeit ist hierfür wann einzuplanen?

◢ Wie viel Urlaub möchte ich zu welchen Zeiten machen?

◢ Wie viel Zeit möchte ich mit meiner Familie verbringen und für Hobbies verwenden?

◢ Für welche medizinischen Themen interessiere ich mich besonders, welche Indikationsgebiete möchte ich am liebsten bearbeiten? Welche Aufgaben/Vorkehrungen resultieren hieraus und was bedeutet das für meine Arbeitszeit?

Personal

◢ Welche Informationen benötigen meine Mitarbeiter?

◢ Wie viel Zeit muss ich zu welchen Zeitpunkten darauf verwenden, meine Mitarbeiter zu informieren?

◢ Wie muss/sollte die Information meiner Mitarbeiter erfolgen (persönlich, schriftlich)? Lässt sich das Informationsverfahren vereinfachen?

◢ Was muss ich in Einzelgesprächen klären, was in Besprechungen?

◢ Habe ich die richtige Mitarbeiteranzahl? Stehen Mitarbeiteranzahl und meine zeitliche Belastung in einem direkten Zusammenhang?

◢ Profitiert mein Zeitmanagement von einer weitergehenden Qualifizierung meiner Mitarbeiter?

◢ Was will ich mit meiner Personalführung erreichen? Wie viel Zeit muss ich auf diese Aufgaben verwenden?

◢ Welche Führungsmaßnahmen sind notwendig/nicht notwendig? Welche Konsequenzen resultieren hieraus für mein Zeitmanagement?

◢ Wie viel Raum gebe ich meinen Mitarbeitern, mich wegen täglicher Dinge anzusprechen?

◢ Wie viel Zeit muss ich wann auf die Kontrolle delegierter Aufgaben verwenden?

Praxis

◢ Welche Aufgaben führe ich in den Bereichen „Beschaffung", „Absatz", „Finanzen" und Führung" aus? Wie viel Zeit wird durch jeden Bereich beansprucht?

◢ Auf welche externen Partner bin ich dabei angewiesen? Kann ich auch Aufgaben nach außen vergeben? Wie stehen die dafür entstehenden Kosten in Relation zur ersparten Zeit?

◢ Kann ich Aufgaben aus den o.a. Bereichen an meine Mitarbeiter abgeben? Welche Voraussetzungen sind hierfür zu schaffen?

◢ Wie viel Zeit muss ich zur Kontrolle aufwenden?

> **Zeitmanagement-Prinzip 1:**
> **Ziele bilden mit dem E-V-A-Prinzip**
> **(Eingrenzung – Vision – Ausarbeitung)**
> **Beitrag zur Zeiteinsparung: ca. 6%**

Die Vorteile des E-V-A-Prinzips:
◢ Sie erhalten qualitative und quantitative Maßstäbe, an denen Sie Erfolge oder Fortschritte messen können,
◢ die Arbeit in Ihrer Praxis wird an gemeinsamen Orientierungsgrößen ausgerichtet,
◢ es entstehen Transparenz und Berechenbarkeit,
◢ die Notwendigkeit vieler Rückfragen und häufiger Klärungsbedarf sinken deutlich.

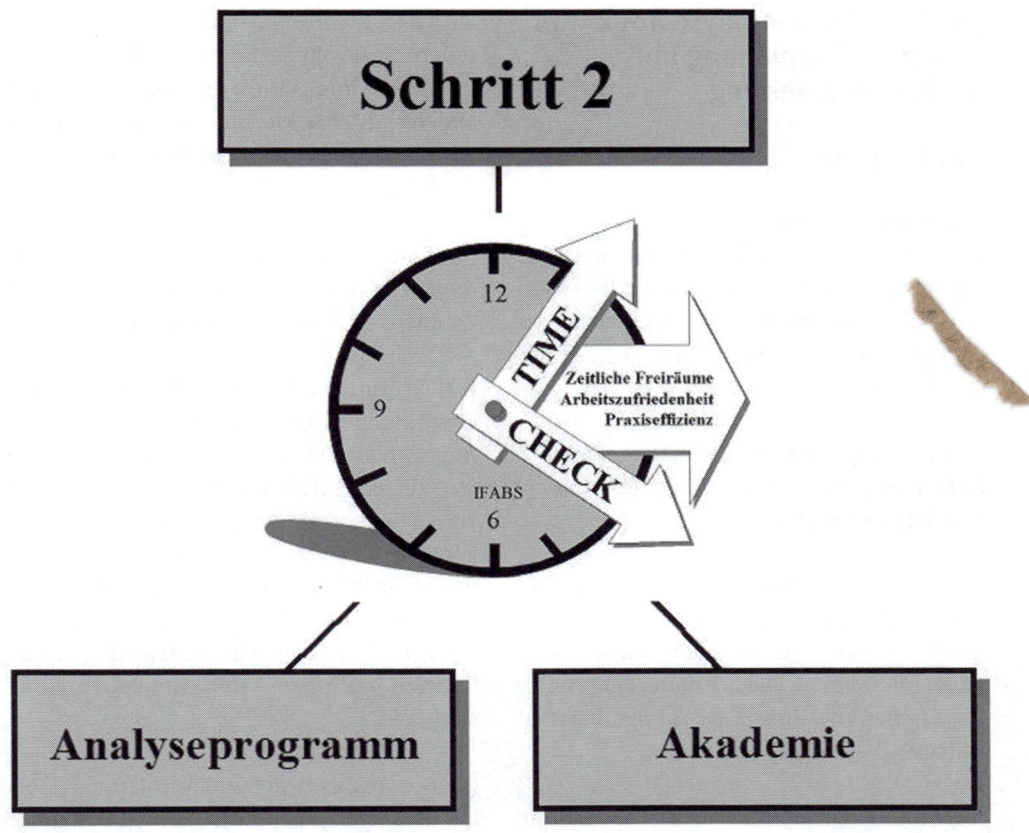

Schritt 2

TIME CHECK

Zeitliche Freiräume
Arbeitszufriedenheit
Praxiseffizienz

IFABS

Analyseprogramm

Akademie

Zielplanung und
Analysevorbereitung

Zeitverluste konse-
quent vermeiden:
das D-I-E-B-E-Prinzip

3.2 *TimeCheck*-Analyseprogramm: Schritt 2 – Zielplanung und Analysevorbereitung

3.2.1 Vorgehen

Der heutige Arbeitsschritt ist darauf gerichtet, die Ziele Ihres Zeitmanagements zu bestimmen und das Aktivitäten-Zeit-Protokoll kennenzulernen, das Sie in der nächsten Woche durch Ihre Arbeitstage begleiten wird.

3.2.1.1 Einführung in die Zeitmanagement-Zielplanung mit Hilfe der *TimeCheck*-Analyseblätter D1 bis D7

Der zur Zielbestimmung verwendete E-V-A-Ansatz („Eingrenzung – Vision – Ausarbeitung") wurde im vorigen *TimeCheck*-Akademie-Kapitel ausführlich dargestellt. Die Erarbeitung Ihrer Ziele erfolgt – darauf aufbauend – wie folgt:

(1) Formulieren Sie zuerst unter Verwendung des *TimeCheck*-Analyseblatts D1 die Stärken und Schwächen Ihres bisherigen Zeitmanagements.

(2) Entwickeln Sie aus diesen Angaben Ihre Zielvision und halten Sie diese im *TimeCheck*-Analyseblatt D2 fest. Schreiben Sie dabei Ihre Ideen so auf, wie sie Ihnen einfallen und ohne deren Machbarkeit zu bewerten. Ihre Vision ist zunächst nichts anderes als eine Wunschvorstellung, die Sie im nächsten Schritt, der Zielformulierung, konkretisieren.

(3) Leiten Sie in den *TimeCheck*-Analyseblättern D3 bis D6 aus Ihrer Zielvision konkrete Ziele für die 4P-Bereiche ab.

(4) Bestimmen Sie zum Abschluss Ihrer Zielfindung in der Tabelle von *TimeCheck*-Analyseblatt D7, wie viele Stunden pro Tag Sie durchschnittlich arbeiten möchten und verteilen Sie diese Zeit prozentual auf die 4P-Bereiche. Einen Anhaltspunkt gibt Ihnen die in der Spalte „Ideale 4P-Verteilung" aufgeführte Relation, die angibt, wie überdurchschnittlich erfolgreiche Praxisinhaber die Relation definieren und im Arbeitsalltag umsetzen.

(5) Die Angaben der Analyseblätter D1 bis D7 benötigen Sie wieder bei der Datenauswertung in Schritt 8. Dort werden Sie Ihre Ziele mit Ihren Ergebnissen zusammenführen und aus dem Abgleich die notwendigen Veränderungen ableiten.

3.2.1.2 Muster der *TimeCheck*-Analyseblätter D1 bis D7 ⊘

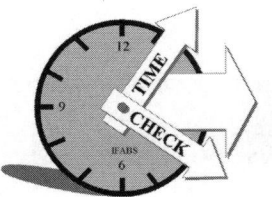

ANALYSEBLATT „D1"

Stärken meines Zeitmanagements

Schwächen meines Zeitmanagements

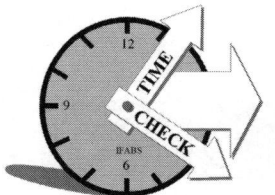

ANALYSEBLATT „D2"

Meine Zielvision:

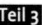

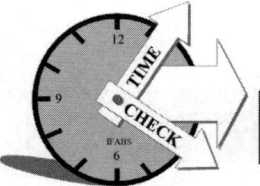

ANALYSEBLATT „D3"

Im Hinblick auf den Bereich „Patienten" verfolge ich folgende Ziele:

Arbeitsaufgaben

Arbeitszeit

Arbeitskraft

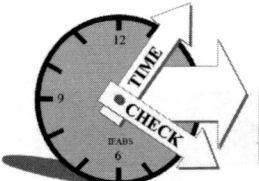

ANALYSEBLATT „D4"

Im Hinblick auf den Bereich „Persönlich" verfolge ich folgende Ziele:

Arbeitsaufgaben

Arbeitszeit

Arbeitskraft

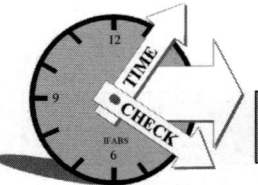

ANALYSEBLATT „D5"

Im Hinblick auf den Bereich „Personal" verfolge ich folgende Ziele:

Arbeitsaufgaben

Arbeitszeit

Arbeitskraft

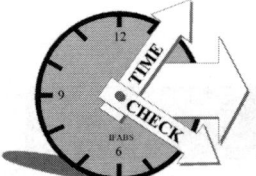

ANALYSEBLATT „D6"

Im Hinblick auf den Bereich „Praxis" verfolge ich folgende Ziele:

Arbeitsaufgaben

Arbeitszeit

Arbeitskraft

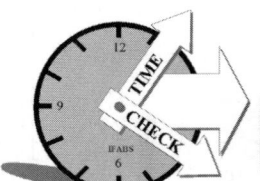

ANALYSEBLATT „D7"

In Bezug auf mein Zeitmanagement verfolge ich folgende grundsätzlichen Ziele:

Durchschnittliche Arbeitszeit pro Tag		Stunden	Ideale 4P-Verteilung
	Patienten	%	80%
	Persönlich	%	
Verteilung der durchschnittlichen Arbeitszeit pro Tag auf die 4P-Bereiche	Personal	%	20%
	Praxis	%	
	Gesamt	100 %	100%

3.2.1.3 Aktivitäten-Zeit-Dokumentation mit Hilfe der *TimeCheck*-Analyseblätter E, F und G

3.2.1.3.1 *TimeCheck*-Analyseblatt E

Dieses Analyseblatt dient dazu, systematisch Ihre täglichen 3A-Faktoren zu erfassen und zu analysieren: Ihre Arbeitsaufgaben, die auf sie verwendete Arbeitszeit und auch Ihre Arbeitskraft. Hierdurch werden detailliert Ihr Arbeitsverhalten und seine Einflussgrößen transparent gemacht.

Das Analyseblatt besteht aus 3 Teilen. Teil 1 und 2 dienen zur Erfassung Ihrer Aktivitäten während des Tages, in Teil 3 werden ergänzende Angaben erfasst und die Tagesauswertung vorgenommen.

Datenerfassung

Zeile 1 (Teil 1) „Meine Leistungsfähigkeit":

Die Angaben in dieser Rubrik dienen dazu, Ihre persönliche Tages-Leistungskurve zu bestimmen. Ihre Bedeutung für Ihr Zeitmanagement wird im *TimeCheck*-Akademie-Teil zum Thema „Zeitegoismus" näher beleuchtet.

Geben Sie in dieser Zeile bitte – beginnend mit Ihrem Arbeitsbeginn – **stündlich** an, wie Sie Ihre Leistungsfähigkeit einschätzen. Wählen Sie zu diesem Zweck einen Wert der von „-5" bis „+5" in 1er-Schritten fortschreitenden Skala aus, der am ehesten auf ihr jeweiliges Gefühl zutrifft. Der negative Skalenendpunkt „-5" beschreibt dabei eine Leistungsfähigkeits-Situation, in der Sie sich abgespannt, lust- und antriebslos fühlen. Das positive Skalenende steht für einen

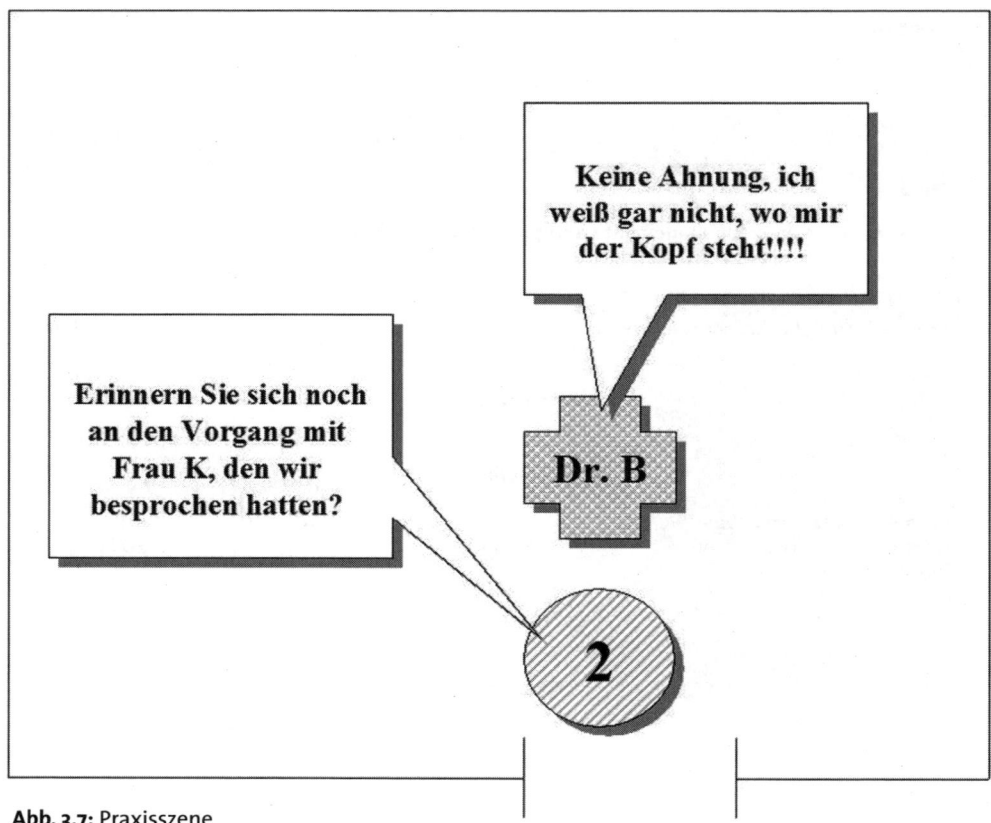

Abb. 3.7: Praxisszene

Zustand der Frische, Ausgeruhtheit und Unternehmungslust.

Vermerken Sie in Zeile 1a immer die Uhrzeit und in Zeile 1b den Skalierungswert. Achten Sie darauf, dass Sie an den einzelnen Wochentagen die Dokumentation immer zu den gleichen Zeiten, in denen Sie in der Praxis sind, vornehmen.

Damit Sie den stündlichen Eintrag nicht vergessen, legen Sie Teil 2 des Analyseblattes am besten in die Nähe Ihrer Teil-1-Dokumentation. Zu Beginn kann es auch hilfreich sein, eine Erinnerungsstütze (z.B. einen leisen elektronischen Wecker) zu verwenden.

Spalte 2 (Teil 1 und 2) „Zeitspanne":

In dieser Rubrik vermerken Sie jedes Mal, wenn eine neue Aktivität beginnt, die Anfangsuhrzeit, die ja dann gleichzeitig die Endzeit der vorherigen Arbeit ist. Dadurch ersparen Sie sich umständliche Mehrfacheinträge. Weitere Arbeit vermeiden Sie dadurch, dass Sie nur einmal – bei der ersten Aktivität zu einer neu beginnenden Stunde – auch die Stundenangabe vermerken, ansonsten aber nur die Minutenzeiten (vgl. Tab. 3.2)

Tab. 3.2: Ausfüllbeispiel

(2) Zeitspanne	(3) Art der Aktivität
07:05	Gespräch Frau Z.
13	Telefonat Herr P.
25	Gespräch Herr K.

Spalte 3 (Teil 1 und 2) „Art der Aktivität":
Beschreiben Sie hier in Kurzform Ihre Arbeiten oder Verrichtungen. Achten Sie dabei von Anfang an darauf, gleichen Arbeiten auch immer gleichlautende Bezeichnungen zuzuweisen. Auf diese Weise erhalten Sie in der Auswertung einen schnelleren Überblick.

Spalte 4 (Teil 1 und 2) „Dauer (Minuten)":
Diese Rubrik liefert eine Angabe für die Tagesauswertung. Hier berechnen Sie aus Anfangs- und Endzeit der einzelnen Arbeiten die jeweilige Gesamtdauer. Die Berechnun-

gen können gleich während Ihrer Dokumentation erfolgen, Sie können sie aber auch erst zum Tagesabschluss einfügen.

Spalte 5 (Teil 1 und 2) „Kategorie":
Hier gilt das Gleiche wie für die Angaben in Spalte 4: Sie können Ihre Arbeiten durch Ankreuzen während Ihrer Dokumentation bereits einer der 4P-Klassen zuordnen oder erst am Ende Ihrer Arbeit.

Wie die einzelnen 4P-Bereiche definiert sind, zeigt Ihnen das folgende, bereits erklärte Schema. Sicherlich werden Sie die ein

Tab. 3.3: Übersicht der 4P-Bereiche und ihrer Inhalte

4P-Bereich	Dem jeweiligen 4P-Bereich zuzuordnende Arbeiten
Patienten	Arbeiten, die sich aus dem persönlichen Patientenkontakt ergeben: ⧖ Konsultationen ⧖ Untersuchungen ⧖ Hausbesuche ⧖ Rezepte ⧖ Überweisungen ⧖ etc. Arbeiten, die sich aus indirekten Patientenkontakten ergeben: ⧖ Gutachtenerstellung ⧖ Schriftliche Anfragen ⧖ etc.
Persönlich	⧖ Pausen ⧖ Private Telefonate ⧖ Private Korrespondenz ⧖ Urlaub ⧖ Fortbildung ⧖ etc.
Personal	⧖ Mitarbeiterführung ⧖ Einstellungen / Kündigungen ⧖ Beantwortung von Rückfragen ⧖ Arbeitseinteilung ⧖ Hilfe bei Arbeiten (z.B. Bedienung des PC bei Systemabsturz) ⧖ etc.
Praxis	⧖ Telefonate (z.B. Banken) ⧖ Korrespondenz (z.B. mit Behörden und Institutionen) ⧖ Persönliche Kontakte (z.B. Vermieter) ⧖ Finanzmanagement (z.B. Steuerberater-Kontakte) ⧖ Versicherungsvertreter ⧖ etc.

oder andere Aktivität haben, die in der Tabelle nicht aufgeführt ist. Fügen Sie diese Arbeiten in das Schema ein und stellen Sie damit eine konsistente Kategorisierung sicher.

Spalte 6 (Teil 1 und 2) „Störungen":

Störungen sind Unterbrechungen Ihrer Arbeit, die Sie unaufgefordert und unerwünscht in Ihrer Aufgabenerledigung unterbrechen.

Vermerken Sie in den zugehörigen Unterspalten jeweils auf Höhe des Arbeitsvorganges, der akut betroffen ist, den Zeitpunkt der Störung (Angabe der Uhrzeit), den Anlass, ggf. die Person, die für die Störung verantwortlich ist sowie die Dauer der Störung.

Zeile 7 (Teil 3) „Diese Arbeiten waren mir heute sehr unangenehm bzw. lästig/bei diesen Aufgaben habe ich mich sehr geärgert":

Skizzieren Sie am Ende Ihres Arbeitstages in dem vorgesehen Feld die (maximal drei) Arbeiten, die Ihnen den größten Frust oder Ärger bereitet haben. Sind Sie hiervon verschont geblieben, lassen Sie das Feld frei.

Zeile 8 (Teil 3) „Diese Arbeiten haben mir heute die größte Freude bereitet/den größten Spaß gemacht":

Hier können Sie Ihre (maximal drei) „schönsten Tageserlebnisse" skizzieren.

Zeile 8 (Teil 3) „Tagesnote"

In diesem Feld fassen Sie Ihren persönlichen Gesamteindruck über den Arbeitstag mit Hilfe einer Schulnotenskalierung zusammen. Nehmen Sie Ihre Bewertung nach folgendem Schema vor:

„1": Ein perfekter Tag, vollkommen nach Ihren Vorstellungen
„2": Ein gelungener Tag
„3": Ein befriedigender Tag

„4": Ein eingeschränkt zufriedenstellender Tag
„5" Ein schlechter Tag
„6" Ein Desaster-Tag
und kreisen Sie die Note, die am ehesten Ihre Einschätzung wiedergibt, ein.

Datenauswertung

Jeweils zum Ende eines Arbeitstages – bei zusätzlicher Arbeit zu Hause danach – führen Sie in Teil 3 eine kurze Tagesauswertung durch, die aus folgenden Schritten besteht:

Teil 1 und 2

◢ tragen Sie in den Blättern von Teil 1 und 2 die Angaben der Spalten 4 und 5 ein, wenn Sie dies nicht schon während Ihrer Dokumentation getan haben,

Teil 3

◢ berechnen Sie aus Spalte 4 Ihre Gesamtarbeitszeit und tragen Sie diese in Teil 3, Rubrik S4 ein,
◢ berechnen Sie die Summen S4a bis S4d, indem Sie die Zeiten, die für alle Arbeiten einer 4P-Kategorie angefallen sind, addieren,
◢ bestimmen Sie in den Summen S5a bis S5d die absolute Anzahl der Aktivitäten in den einzelnen 4P-Kategorien,
◢ bestimmen Sie in der Summe S6a die absolute Anzahl der Störungen,
◢ bestimmen Sie in der Summe S6d die absolute Dauer aller Störungen,
◢ berechnen Sie aus den Werten S6a und S6d die durchschnittliche Störungsdauer und
tragen Sie diese in das Feld 6e ein.

Heften Sie zum Schluss Ihre Tagesunterlagen zu den Arbeitsblättern, die von Ihren Mitarbeitern erstellt wurden.

3.2.1.3.2 *TimeCheck*-Analyseblatt F

Das Analyseblatt F wurde entwickelt, um die Tagesdokumentation zu systematisieren und die Arbeitsverteilung auf die 4P-Bereiche transparent zu machen. Seine Nutzung erfolgt so:

(1) Beginnen Sie zunächst mit den Aktivitäten, die in die 4P-Kategorie „Patienten" fallen:

◢ Suchen Sie diese aus Ihrer Tagesdokumentation heraus,

◢ tragen Sie die Bezeichnungen der Aktivitäten in Spalte 1 („Aktivitäten") ein,

◢ geben Sie in Spalte 2 („Absolute Häufigkeit") an, wie oft Sie die einzelne Arbeit im Verlauf des dokumentierten Tages ausgeführt haben,

◢ berechnen Sie aus den von Ihnen protokollierten Zeiten die Gesamtdauer je Aktivität und tragen Sie diese in Spalte 3 („Gesamtdauer") ein,

◢ bestimmen Sie dann aus den Angaben in den Spalten 2 und 3 die durchschnittliche Dauer jeder Arbeit,

◢ nehmen Sie für die in Spalte 1 aufgeführten Aktivitätenarten eine Beurteilung ihrer Wichtigkeit für Ihre Arbeit vor; nutzen Sie hierbei die Skalierung
„A" = „absolut wichtig"
„B" = „durchschnittlich wichtig"
„C" = „eher unwichtig"
und tragen Sie den jeweils passenden Wert in Spalte 5 ein,

◢ errechnen Sie zuletzt aus der Addition aller Werte in Spalte 3 die Summe S3a.

(2) Verfahren Sie nach dem gleichen Muster mit den Aktivitäten in den drei folgenden 4P-Bereichen.

(3) Übertragen Sie die Summen S3a bis S3d in Spalte 1 der Tabelle auf Seite 5 des *TimeCheck*-Analyseblatts. Addieren Sie anschließend die vier Werte und tragen Sie das Ergebnis in das Feld S3 gesamt ein.

(4) Berechnen Sie zuletzt die relativen Zeitanteile der 4P-Bereiche an der Gesamtzeit aus Feld S3 gesamt und tragen Sie die Prozentsätze in Spalte 2 ein.

3.2.1.3.3 *TimeCheck*-Analyseblatt G

Die Verwendung von *TimeCheck*-Analyseblatt G erfolgt wie die von Analyseblatt C. Die Markierungen des Diagramms sind in 15-Minuten-Einheiten eingeteilt. Sollte das Raster für Ihre Bedingungen nicht passen, verwenden Sie einfach eine selbstgewählte Einteilung, die Sie auf Millimeterpapier übertragen. Stellen Sie im Diagramm die Dauer jeder Aktivität als Balken dar.

3.2.1.3.4 Muster der *TimeCheck*-Analyseblätter E, F und G   ☺

ANALYSEBLATT „E"/Teil 1   Datum: Seite 1

Meine Leistungsfähigkeit (1)

Ich fühle mich abgespannt, lust- und antriebslos.   Skalierung: - 5 / -4 / -3 / -2 / -1 / 0 / 1 / 2 / 3 / 4 / 5   Ich fühle mich frisch, ausgeruht und unternehmungslustig.

	Uhrzeit:	Uhrzeit:	Uhrzeit:	Uhrzeit:	Uhrzeit:	Uhrzeit:	Uhrzeit:	Uhrzeit:	Uhrzeit:	Uhrzeit:	Uhrzeit:	Uhrzeit:	Uhrzeit:
(1a)													
(1b)													

(2) Zeit-span-ne	(3) Aktivitäten	(4) Dauer (Minuten)	(6) Kategorie (6a) Patienten / (6b) Persönlich / (6c) Personal / (6d) Praxis	(6A) Zeit-punkt	(6) Störungen (6b) Anlass	(6c) Person	(6d) Dauer

ANALYSEBLATT „E"/Teil 2   Datum: Seite:

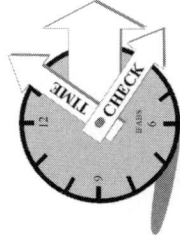

(2) Zeit-spanne	(3) Aktivitäten	(4) Dauer (Minuten)	(5) Kategorie (6a) Patienten	(6b) Persönlich	(6c) Personal	(6d) Praxis	(6) Störungen (6A) Zeit-punkt	(6b) Anlass	(6c) Person	(6d) Dauer

ANALYSEBLATT „E"/Teil 3   Datum:

Tagesnote (9)

„1":	Ein perfekter Tag
„2":	Ein gelungener Tag
„3":	Ein befriedigender Tag
„4":	Ein eingeschränkt zufriedenstellender Tag
„5":	Ein schlechter Tag
„6":	Ein Desaster-Tag

Diese Arbeiten waren mir heute sehr unangenehm bzw. lästig/bei diesen Aufgaben habe ich mich sehr geärgert: (7)

Diese Arbeiten haben mir heute die größte Freude bereitet/den größten Spaß gemacht: (8)

Tagesauswertung

(2) Zeitspanne	(3) Aktivitäten	(4) Dauer (Minuten)					(5) Kategorie (Absolute Anzahl)				(6) Störungen			
		Gesamt	(4a) Patienten	(4b) Patienten	(4c) Personal	(4d) Praxis	(5a) Patienten	(5b) Persönlich	(5c) Personal	(5d) Praxis	(6A) Zeitpunkt	(6b) Anlass	(6c) Person	(6d) Dauer
		(S4)	(S4a)	(S4b)	(S4c)	(S4d)	(S5a)	(S5b)	(S5c)	(S5d)	(S6a)			(S6d)

(6e) Durchschnittliche Störungsdauer   (S6d)

ANALYSEBLATT „F"

Datum:

Seite 1

4P-Bereich „Patienten"

(1) Aktivitäten	(2) Absolute Häufigkeit	(3) Gesamtdauer	(4) Durchschnittliche Dauer	(5) Wichtigkeit

(S3a)

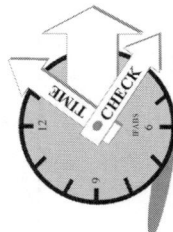

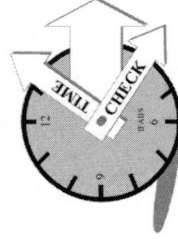

ANALYSEBLATT „F"

Datum:

Seite 2

4P-Bereich „Persönlich"

(1) Aktivitäten	(2) Absolute Häufigkeit	(3) Gesamtdauer	(4) Durchschnittliche Dauer	(5) Wichtigkeit

(S3b)

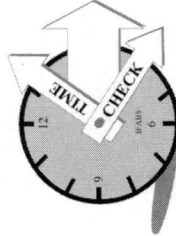

ANALYSEBLATT „F"

Datum:

Seite 3

4P-Bereich „Personal"

(1) Aktivitäten	(2) Absolute Häufigkeit	(3) Gesamtdauer	(4) Durchschnittliche Dauer	(5) Wichtigkeit

(S3c)

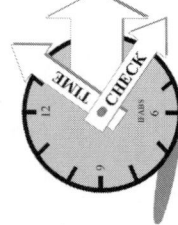

ANALYSEBLATT „F" Datum: Seite 4

4P-Bereich „Praxis"

(1) Aktivitäten	(2) Absolute Häufigkeit	(3) Gesamtdauer	(4) Durchschnittliche Dauer	(5) Wichtigkeit

(S3d)

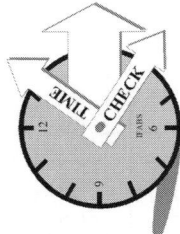

ANALYSEBLATT „F" Datum: **Seite 5**

4P-Bereiche	(1) Gesamtdauer der Aktivitäten in den Bereichen	(2) Relativer Zeitanteil der Aktivitäten des einzelnen Bereichs an der Gesamtarbeitszeit
Patienten	(S3a)	
Persönlich	(S3b)	
Personal	(S3c)	
Praxis	(S3d)	
Gesamt	(S3 gesamt)	100%

ANALYSEBLATT „G"

Datum:

Seite:

Kategorie

Praxis

Personal

Persönlich

Patienten

Aktivitäten

TIME CHECK

3.2.2 TimeCheck-Akademie:
Zeitverluste konsequent vermeiden:
das D-I-E-B-E-Prinzip

Dr. Bertram blickt auf einen langen Arbeitstag zurück. Doch trotz der Länge dominiert in seiner Tageseinschätzung das Grundgefühl, eigentlich nichts Richtiges geschafft zu haben. Dieses Gefühlsphänomen ist ebenso weit verbreitet wie die Ursache: Zeitverluste. Der Begriff führt zunächst in die Irre, suggeriert er doch, dass die Arbeitszeit einfach so verloren geht, frei nach dem Motto „Wo gehobelt wird, da fallen Späne!"

Zeitverluste entstehen v.a. durch Unterbrechungen des ärztlichen Arbeitsflusses. Eine typische „Störung" ist in Abbildung 3.8 dargestellt.

Jede Störung hat – je nach Störungsart und Situation – in unterschiedlicher Ausprägung drei Effekte:

◢ den akuten Effekt, der in der Unterbrechung selbst und ihren Folgen (Konzentrationsabbruch, Ärger, Zeitverlust etc.) besteht,

◢ den Wiederholungseffekt, wenn schon begonnene Aktivitäten ganz oder teilweise erneut angegangen werden müssen,

◢ den Hall-Effekt, der daraus resultiert, dass nach Ende der Störung weiter über den Störungsanlass nachgedacht wird oder dass durch die Störung Arbeiten veranlasst werden, die die gegenwärtige Tätigkeit weiterhin unterbrechen, man also nicht 100% bei der Sache ist.

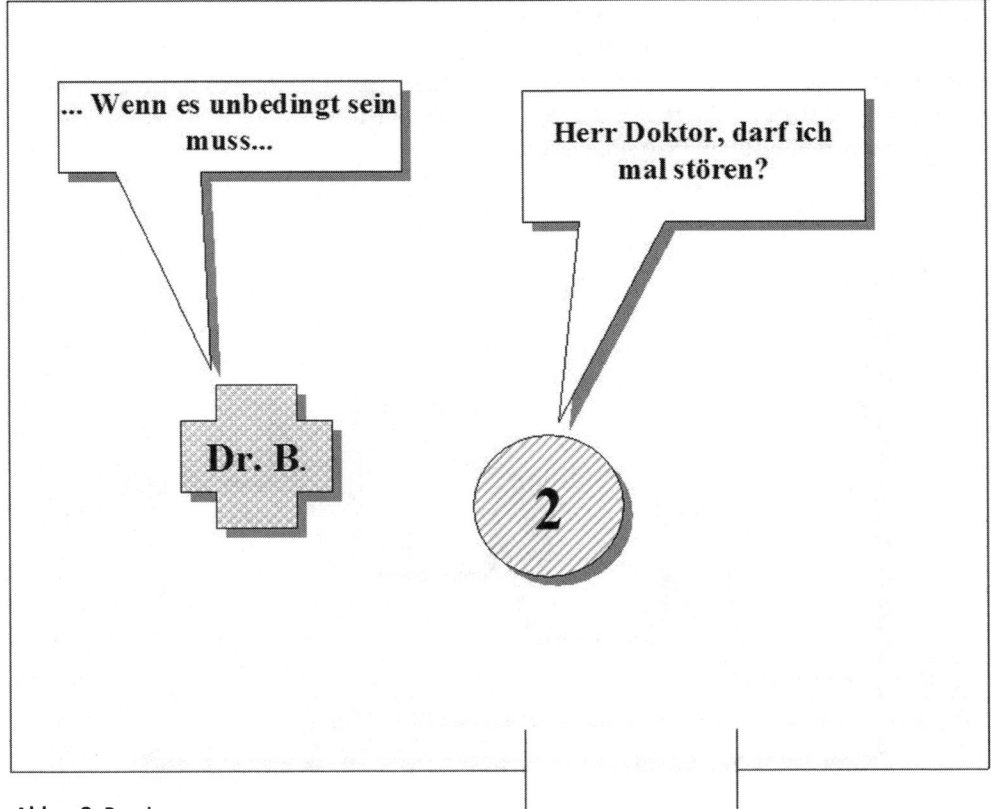

Abb. 3.8: Praxisszene

Häufige Störungen kosten nicht nur Zeit, sondern verringern Ihre Arbeitsqualität deutlich, denn Sie müssen immer mehr Energie aufwenden, um bei der Sache zu bleiben und ihre primären Tagesaufgaben zu erledigen. In Abb. 3.9 ist die Erledigung einer Aufgabe in zwei Versionen dargestellt: „A" ohne Störungen und „B" mit Störungen.

Durch die Störungen wird nicht nur der Arbeitsfluss unterbrochen, sondern auch der Energieeinsatz gesteigert. Dieser fällt nach der Störung aber nicht wieder auf das vorhergehende Niveau zurück, sondern bleibt auf einer höheren Stufe, da weitere Unterbrechungen zu erwarten sind. Aufgrund der Störungen wird zusätzlich noch mehr Zeit für die Aufgabenerledigung benötigt, was auch zu einer späteren Fertigstellung der Aufgabe führt. Hieraus entsteht für viele Ärzte das Gefühl, keine Zeit zu haben und immer mehr Arbeitsenergie aufwenden zu müssen, um einfachste Dinge zu erledigen. Doch zurück zu der in Abbildung 3.8 dargestellten Praxisszene. Für Dr. Bertram, der im

Zuge seiner Zeitmanagement-Analyse alle Abläufe in seiner Praxis akribisch betrachtet, ist klar, wer hier der „Störenfried" ist: Mitarbeiterin 2. Seine Beobachtung ist richtig, der eigentliche „Zeitdieb" bleibt jedoch im Verborgenen: er selbst.

Es wäre die Aufgabe von Dr. Bertram gewesen, mit seinem Team klare Regelungen abzusprechen, aus welchem Grund und wann Unterbrechungen seiner Arbeit überhaupt zulässig sind. Existieren solche Absprachen nicht oder sind die Vereinbarungen nicht eindeutig, beanspruchen die Mitarbeiter natürlich das „Zeitkonto" des Praxisinhabers, um ihre Arbeit erledigen zu können.

Generell gilt: Fast alle Störungen des Arztes sind vermeidbar!

Wie dies geht, zeigen die folgenden Übersichten der am häufigsten in medizinischen Praxen anzutreffenden Störungen:

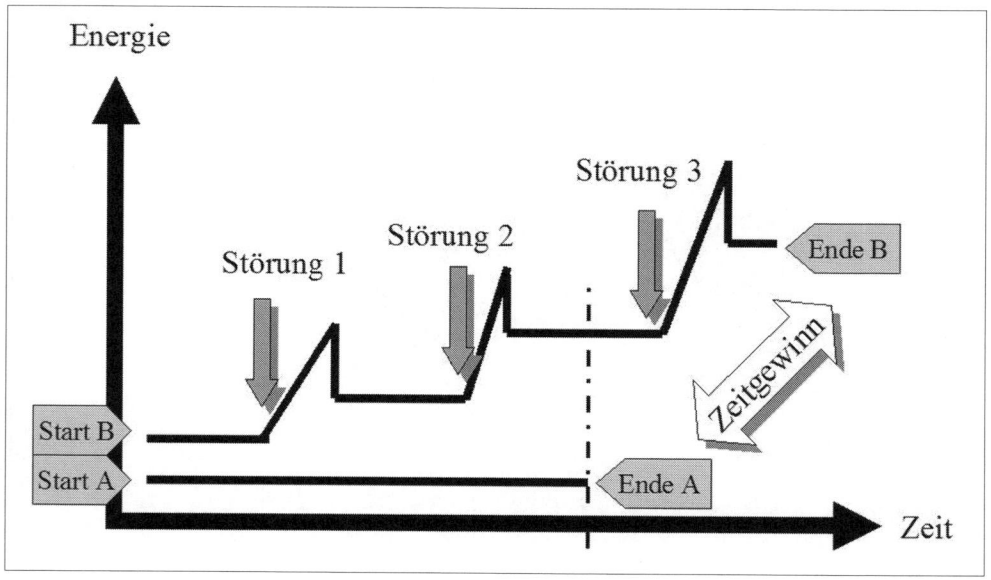

Abb. 3.9: Zeit-Energie-Diagramm für eine Aufgabenerledigung mit und ohne Störungen

Tab. 3.4: Störungen des Zeitmanagements durch Patienten

Störungs-kategorie	Störungsgrund		Störungsvermeidung durch den Praxisinhaber
Notfall	Objektiver Notfall		Nicht möglich
	„Subjektiver" Notfall		• Schulung der Mitarbeiter im Hinblick auf die Einschätzung der Dringlichkeit • Erstellung einer Checkliste mit den relevanten Fragen/Prüfungspunkten
Anruf	Mitarbeiterin hat den Anruf durchgestellt	Wusste nicht, was sie tun sollte	• Absprache, wer wann durchgestellt werden darf • Unterweisung in Kommunikationstechniken zum Abblocken von Anrufen
		Konnte Patienten nicht abweisen	
	Patient hat die Durchwahl gewählt		• Keine Weitergabe der Durchwahl an Patienten
Ansprache in der Praxis	Patient trifft Praxisinhaber am Empfang oder auf dem Gang		• Vermeidung von Gehstrecken mit Patientenkontakt • Verweis auf die folgende Konsultation

Tab. 3.5: Störungen des Zeitmanagements durch den Praxisinhaber selbst (Persönlich)

Störungs-kategorie	Störungsgrund	Störungsvermeidung durch den Praxisinhaber
Unpünktlichkeit	Arbeitsbeginn später als Sprechstundenbeginn	• Abgestimmter Arbeitsbeginn
	Keine Einhaltung von Zeitvorgaben	• Ermittlung von Arbeitszeiten für die zu erledigenden Aktivitäten • Planung
Unzuverlässig-keit	Keine Einhaltung von Abgabe-/Erledigungsterminen	• Selbstdisziplinierung
	Keine Einhaltung von Zusagen	
Mangelnde Arbeitsdisziplin	Suche nach Ablenkung, z.B. durch private Telefonate	• Untersuchung der Gründe • Arbeit nach Leistungskurve

Tab. 3.6: Störungen durch das Personal

Störungs-kategorie	Störungsgrund		Störungsvermeidung durch den Praxisinhaber
Anfragen	Mitarbeiter haben Fragen zu Abläufen, Unterlagen etc.	Wussten nicht, dass sie nicht stören dürfen	• Absprache, wer zu welchen Anlässen und wann nachfragen darf
		Wussten, dass sie nicht stören dürfen	• Absprache, wer zu welchen Anlässen und wann nachfragen darf • Verstärkung der Anweisung in Führungsgesprächen
		Störungen nehmen trotz Maßnahmen nicht ab	• Überprüfung der Aufgabenverteilung • Überprüfung der Personalqualität

Tab. 3.7: Störungen durch Praxisvorgänge

Störungskategorie	Störungsgrund		Störungsvermeidung durch den Praxisinhaber
Pannen	Technische Probleme		• Nicht möglich
	Falsche/fehlende Absprachen		• Untersuchung des Pannen-Anlasses und Entwicklung einer Vorgehensweise zur Vermeidung
Fehlen von Arbeitsmaterial	Fehlende Beschaffungsorganisation		• Einrichten eines Beschaffungswesens und Benennung einer Verantwortlichen
	Nachlässigkeit		• Verdeutlichung der Bedeutung eines funktionierenden Beschaffungswesens • Führungsgespräch
Pharmareferenten	Produktvorstellung Serviceangebot		• Vergabe von Gesprächsterminen • Festlegung von Gesprächsanlässen
Administration	Suchen von Unterlagen	Es existiert ein professionelles Ablagesystem	• Gespräch mit den Mitarbeitern über die Fehlerursache • Keine Unterlagen mit nach Hause nehmen
		Es existiert kein professionelles Ablagesystem	• Einrichtung eines Ablagesystems • Absprache mit den Mitarbeitern • Keine Unterlagen mit nach Hause nehmen

Zeitverluste eliminieren Sie am besten und nachhaltig, wenn Sie das D-I-E-B-E-Prinzip berücksichtigen. D-I-E-B-E steht für

◢ **D** isziplin
◢ **I** nformation
◢ **E** ffizienz
◢ **B** eharrlichkeit
◢ **E** inheitlichkeit

und beschreibt folgende, die Qualität Ihres Zeitmanagements fördernde Techniken zur Störungsvermeidung:

Disziplin

◢ Nebensächliches außen vor lassen
◢ Nichts aufschieben oder verzögern, was vielleicht unbequem oder schwierig ist
◢ Zusagen und Verabredungen einhalten

Information

◢ Die Mitarbeiter über die eigenen Zeitmanagement-Ziele und -Wünsche informieren
◢ Eindeutige Absprachen treffen
◢ Ausnahmeregelungen und ihre Anwendung festlegen

Effizienz

◢ Immer „auf den Punkt kommen", z.B. bei Besprechungen, am Telefon etc.
◢ Beim Thema bleiben, keine Flucht in den Small-Talk
◢ Selektiv lesen

Beharrlichkeit

◢ Nein-Sagen, wenn man Nein meint, keine „faulen" Kompromisse eingehen

◢ Sich in Zeiten, die man für sich reserviert hat, konsequent abschotten

◢ Sich nicht ablenken lassen

Einheitlichkeit

◢ Die eigene Arbeit und das Praxismanagement strukturieren

◢ Standards für sich wiederholende Prozesse und Arbeiten entwickeln

◢ Die Einhaltung der Standards sicherstellen

> **Zeitmanagement-Prinzip 2:**
> **Störungen vermeiden mit dem**
> **D-I-E-B-E-Prinzip**
> **(Disziplin – Information – Effizienz –**
> **Beharrlichkeit – Einheitlichkeit)**
> **Beitrag zur Zeiteinsparung: ca. 16%.**

Die Vorteile des D-I-E-B-E-Prinzips:

◢ Herstellung von Arbeitskontinuität und Arbeitsfluss

◢ Erhöhung der Arbeitseffizienz und -effektivität

◢ Möglichkeit, zu befriedigenden Arbeitsergebnissen zu gelangen

◢ Zwang für die Mitarbeiter, sich zu disziplinieren

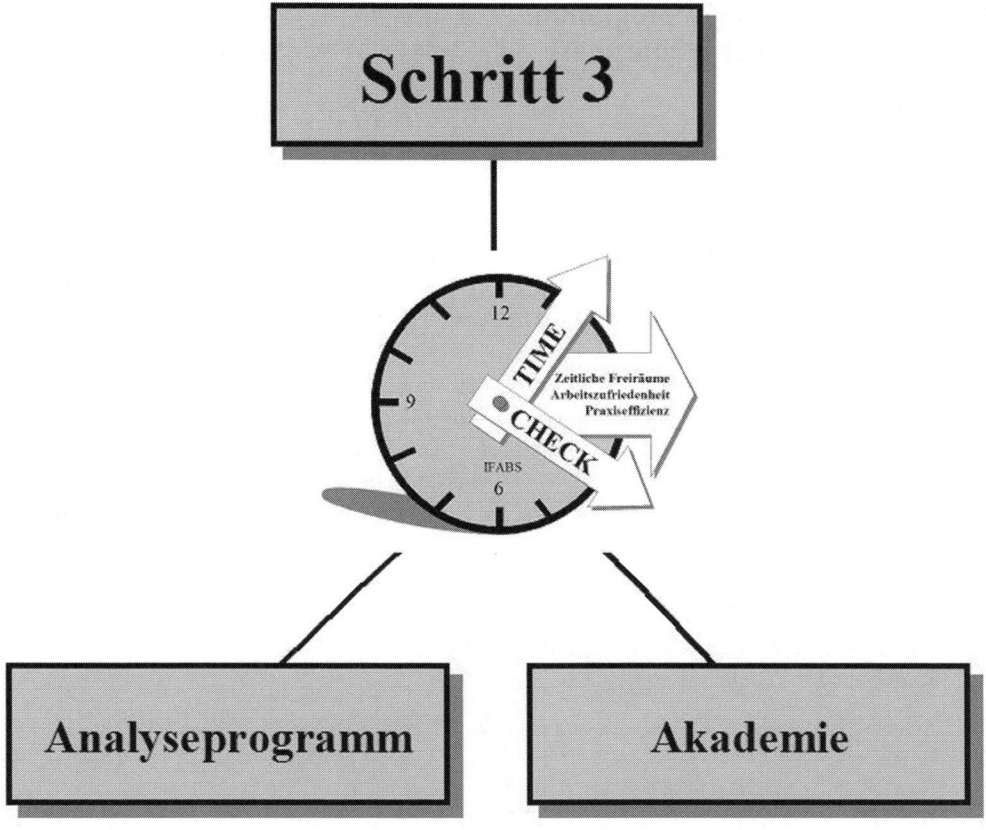

Dokumentations-
phase

Aufgaben ordnen
mit dem A-B-C-Filter

3.3 *TimeCheck*-Analyseprogramm: Schritt 3 – Dokumentationsphase

3.3.1 Vorgehen

In diesem Schritt beginnt die fünftägige Dokumentationsphase zur Untersuchung Ihres Zeitmanagements. Hierzu arbeiten Ihre Mitarbeiter mit

◢ dem *TimeCheck*-Analyseblatt A (Laufzettel)
◢ dem *TimeCheck*-Analyseblatt B (Tagesprofil/Tabelle)
◢ dem *TimeCheck*-Analyseblatt C (Tagesprofil/Grafik)

und Sie mit

◢ dem *TimeCheck*-Analyseblatt E (Aktivitäten-Zeit-Protokoll)
◢ dem *TimeCheck*-Analyseblatt F (Aktivitätenübersicht/Tabelle)

◢ dem *TimeCheck*-Analyseblatt G (Aktivitätenübersicht/Grafik)

Alle *TimeCheck*-Analyseblätter, die Ihre Mitarbeiter bearbeiten, werden am Abend bei Ihnen abgegeben. Unser Tipp hierzu: Lassen Sie Situationen wie die in Abb. 3.10 dargestellte, in der Sie sich wahrscheinlich nur ärgern werden, gar nicht erst zu. Vereinbaren Sie den abendlichen Abgabetermin verbindlich. Die Analyse darf nicht zu einer Tätigkeit werden, die den Beginn eines Arbeitstages in Anspruch nimmt.

Im Übrigen sind Bitten um „Verlängerung" bereits ein Indiz dafür, dass wahrscheinlich auch mit manchen anderen Arbeiten ähnlich verfahren wird. Doch das Auf- und Verschieben von Aktivitäten gehört zu den Todsünden des Zeitmanagements.

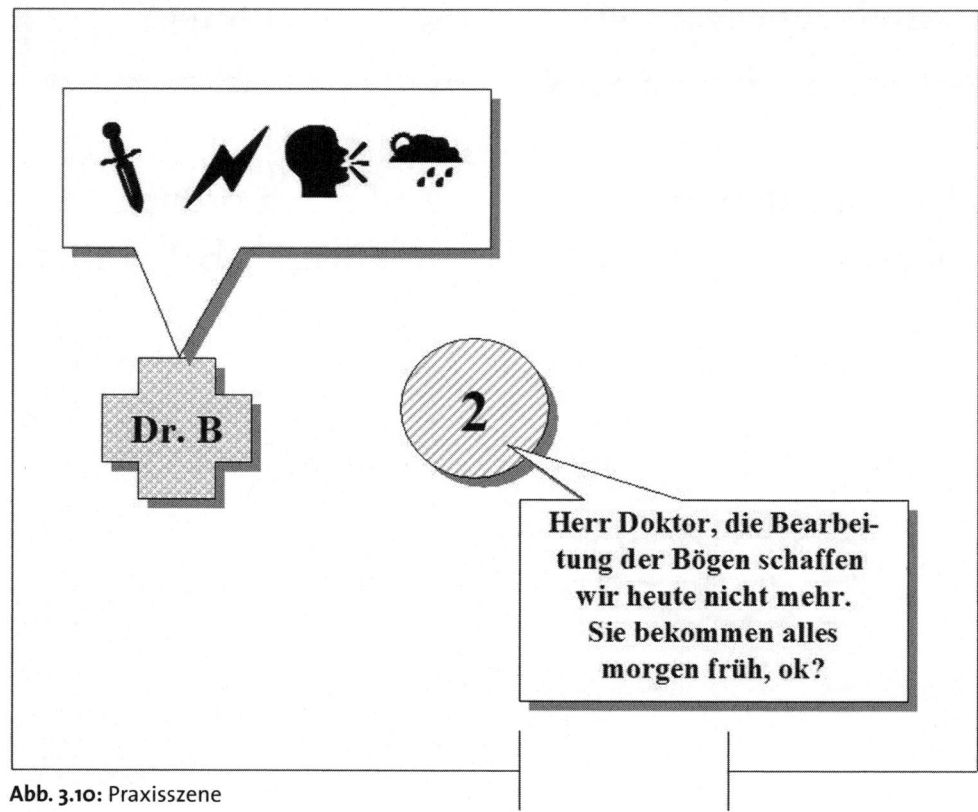

Abb. 3.10: Praxisszene

3.3.2 *TimeCheck*-Akademie: Aufgaben ordnen mit dem A-B-C-Filter

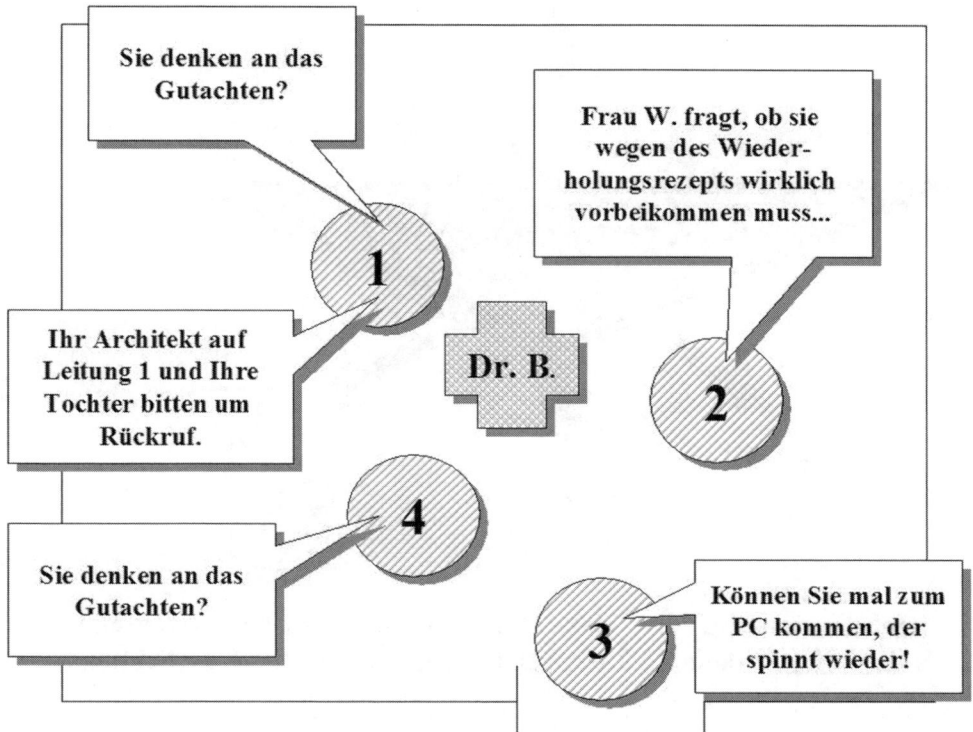

Abb. 3.11: Praxisszene

Dr. Bertram weiß wieder einmal nicht, wo ihm der Kopf steht. Eine Vielzahl von Dingen steht zur Erledigung an, das Wartezimmer ist übervoll, doch wo beginnen? Das Gutachten ist eigentlich „brandeilig", er hätte es schon letzte Woche abgeben müssen, aber irgendwie kommt er nicht dazu, weil er, wie er nur sich selbst gegenüber zugibt, einfach „keine Lust auf den Schreibkram hat".

Zum PC möchte er auch nicht, weil bestimmt wieder das Betriebssystem abgestürzt ist und der Neustart seine Tücken hat, die ihn regelmäßig 15 Minuten seiner Zeit kosten, ergänzt durch die hilfreichen Kommentare seiner Mitarbeiterinnen wie „Ja, ja, der macht, was er will" oder „Wie Sie das können, einfach toll".

Am besten, er ruft zunächst seinen Architekten zurück, der ihm Vorschläge für die Gestaltung seines Wintergartens machen wollte.

Wie Dr. Bertram manövriert sich so mancher Praxisinhaber durch den Tag und erledigt seine Arbeit nach einem täglich wechselnden Entscheidungsschema aus Druck, Lust/Unlust und Pflicht.

Mit einem funktionierenden Zeitmanagement hat dieses Vorgehen nichts zu tun. Zu viel Zeit vergeht schon dabei, eine aktuelle Übersicht der Arbeiten zu erstellen und dabei täglich neue Überlegungen anzustellen, was als nächstes nun wirklich zu tun ist.

Der beste Weg, die Arbeit in den Griff zu bekommen, ist eine Klassifizierung der einzelnen Aktivitäten nach einem Ordnungs-

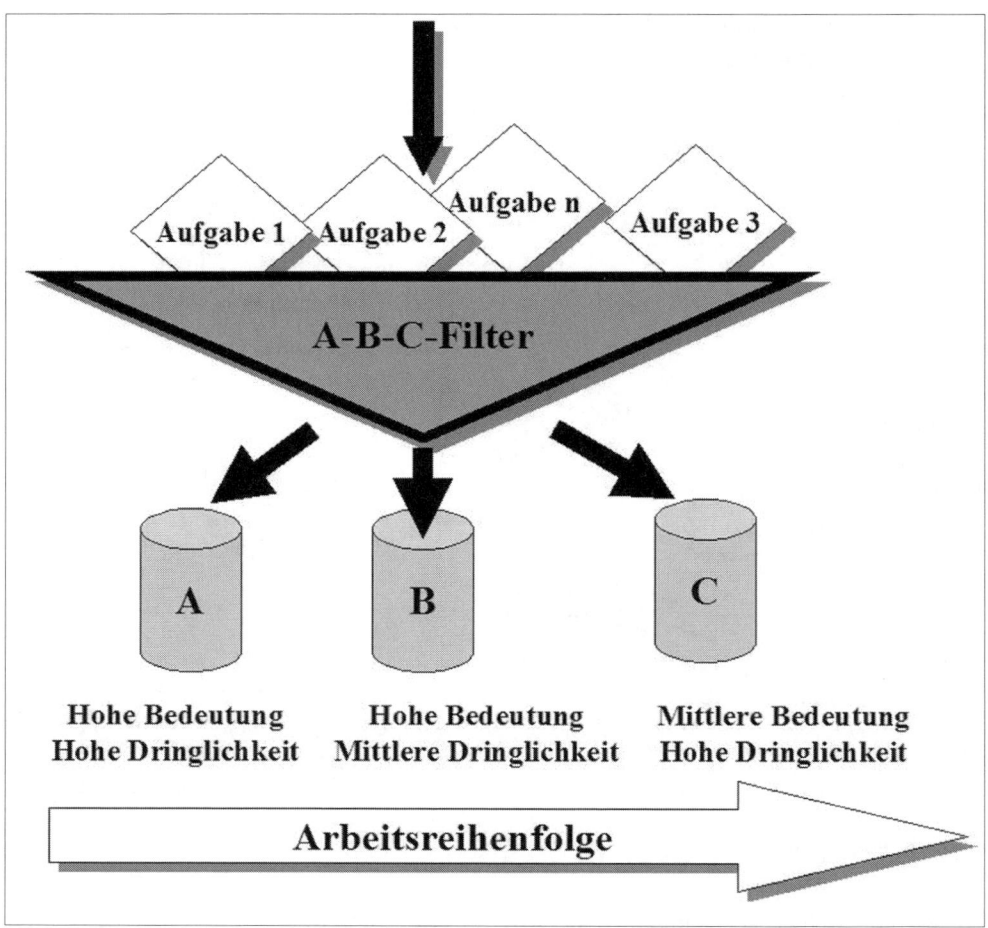

Abb. 3.12: Der A-B-C-Filter

schema, das diese in eine zeitliche Erledigungsreihenfolge bringt. Das einfachste Ordnungsprinzip ist der A-B-C-Filter. Damit teilt man Arbeiten nach zwei Kategorien ein: ihrer Bedeutung für die Praxisarbeit und ihrer terminlichen Dringlichkeit der Erledigung (vgl. Abb. 3.12 und 3.13).

Alle Aufgaben, die nicht in die A-B-C-Klassifizierung passen, können Sie getrost vergessen.

In Tabelle 3.8 sehen Sie das Ergebnis einer Zeitmanagement-Untersuchung, bei der für acht Routinetätigkeiten die durch den Praxisinhaber geschätzte Erledigungsdauer mit der durchschnittlichen tatsächlichen Erledigungszeit vor Verwendung des A-B-C-Filters verglichen wird. Im Ergebnis dauert die tatsächliche Umsetzung 36 Minuten länger als angenommen. Diese Differenz macht zunächst deutlich, wie wichtig die Dokumentation der eigenen Arbeit ist.

Nach Veränderung des Zeitmanagements und Einführung des A-B-C-Filters wurden für die gleichen Tätigkeiten im Mittel nur noch 124 Minuten benötigt, d.h. 41 Minuten weniger als die ursprüngliche Schätzung und 77 Minuten kürzer als in der Situation ohne Aktivitätenklassifikation.

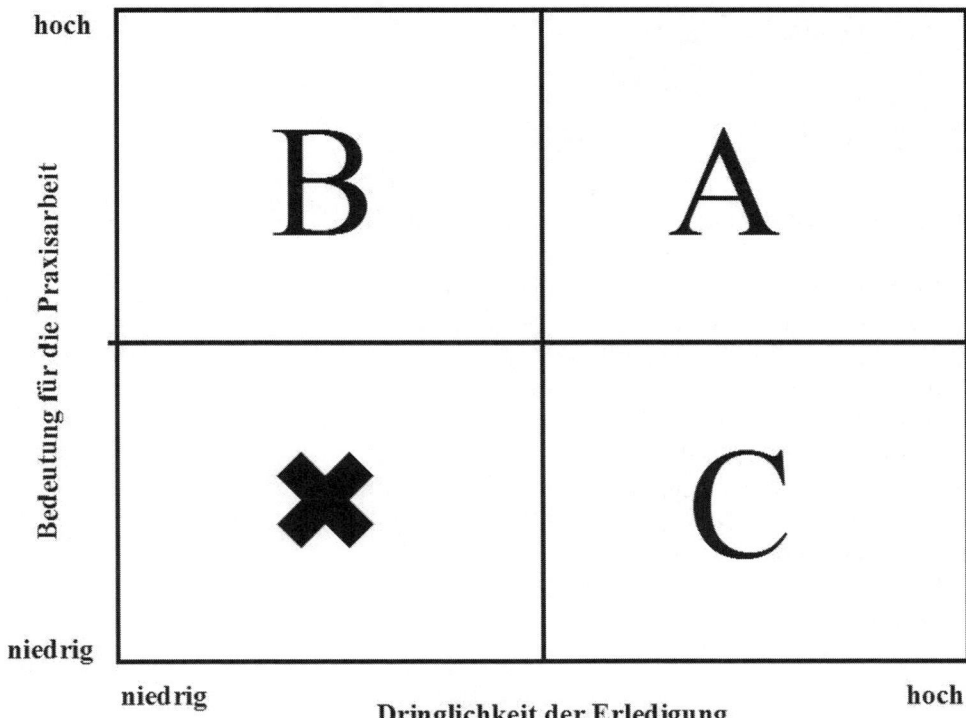

Abb. 3.13: Das A-B-C-Filter-Ordnungsschema

Tab. 3.8: Zeitgewinn durch Nutzung des A-B-C-Filters

Routine-tätigkeit	Geschätzte Dauer (Minuten)	Tatsächliche Erledigungszeit vor Einführung des A-B-C-Filters	Tatsächliche Erledigungszeit nach Einführung des A-B-C-Filters
T1	10	13	7
T2	20	27	14
T3	5	11	7
T4	15	16	13
T5	35	42	22
T6	10	13	11
T7	25	28	19
T8	45	51	31
Summe	165	201	124

+ 36 Minuten

– 41 Minuten

– 77 Minuten

> Zeitmanagement-Prinzip 3:
> Aufgaben ordnen nach dem A-B-C-
> Prinzip
> Beitrag zur Zeiteinsparung: ca. 13%.

Die Vorteile des A-B-C-Prinzips:

◢ Sie verwenden Ihre Zeit auf die Arbeiten,
   die wirklich wichtig sind,
◢ Sie arbeiten ruhig und ausgeglichen, da
   die meisten Anforderungsspitzen, die aus
   plötzlich auftretenden Dringlichkeiten
   entstehen, gekappt werden,
◢ Sie haben weniger Arbeit, da Sie zielge-
   richtet delegieren können,
◢ die Kooperation im Praxisteam wird verbessert, da für alle Arbeiten eine einheit-
   liche Klassifizierung existiert.

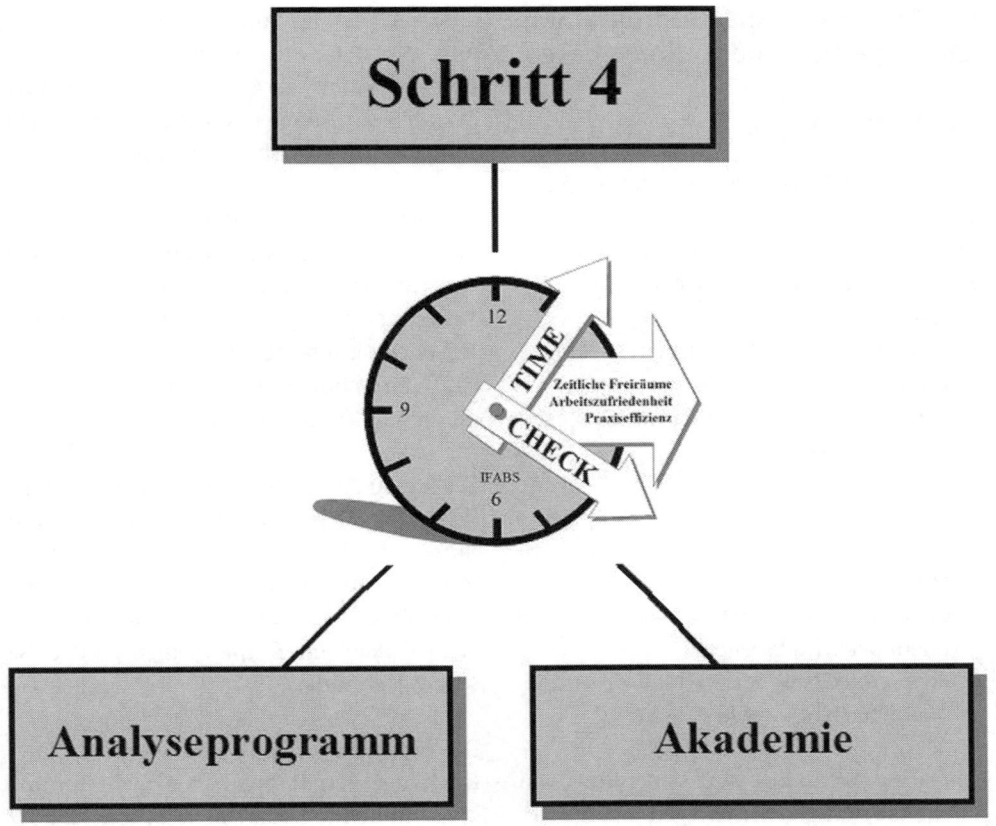

Dokumentations-
phase

Arbeitsentlastung durch
Arbeitsverteilung:
das A-B-S-Prinzip

3.4 *TimeCheck*-Analyseprogramm: Schritt 4 – Dokumentationsphase

3.4.1 Vorgehen

Heute setzen Sie die Dokumentationsphase zur Untersuchung Ihres Zeitmanagements fort. Hierzu arbeiten Ihre Mitarbeiter mit

▲ dem *TimeCheck*-Analyseblatt A (Laufzettel)
▲ dem *TimeCheck*-Analyseblatt B (Tagesprofil/Tabelle)
▲ dem *TimeCheck*-Analyseblatt C (Tagesprofil/Grafik)

und Sie mit

▲ dem *TimeCheck*-Analyseblatt E (Aktivitäten-Zeit-Protokoll)
▲ dem *TimeCheck*-Analyseblatt F (Aktivitätenübersicht/Tabelle)
▲ dem *TimeCheck*-Analyseblatt G (Aktivitätenübersicht/Grafik)

Unser Tipp: Wenn Ihre Mitarbeiter Ihnen am Abend die fertigen Unterlagen übergeben, sollten Sie die in Schritt 1 des Analyseprogramms vorgestellte stichprobenartige Kontrolle durchführen. Bei deutlichen Abweichungen besteht immer noch ausreichend Zeit, gegenzusteuern.

3.4.2 *TimeCheck*-Akademie: Arbeitsentlastung durch Arbeitsverteilung: das A-B-S-Prinzip

In Teil 1 wurde bereits ein wesentlicher Zeitmanagement-Fehler von Dr. Bertram, sein „Theken-Tourismus", dargestellt. Im Durchschnitt kommt er 53-mal aus seinem Besprechungszimmer an den Empfang, um dort Anweisungen zu geben oder Organisatorisches zu erledigen. Bei einer mittleren Aufenthaltsdauer von 57 Sekunden, da er

zusätzlich häufig von wartenden Patienten angesprochen wird, ergibt sich hieraus ein täglicher Verlust an Arbeitszeit von gut einer Stunde – für Arbeiten, die eigentlich zu den Aufgaben der Mitarbeiter gehören.

Hierbei verliert er Zeit durch die Übernahme von Aufgaben, die eigentlich in den Arbeitsbereich seiner Mitarbeiter gehören: Unterlagen transportieren, Absprachen treffen oder Termine abklären. Alle diese Dinge sind „Holschulden" der Mitarbeiter, nicht „Bringschuld" des Praxisinhabers.

Wirft man einen Blick auf überdurchschnittlich erfolgreiche medizinische Praxen und untersucht die Gestaltung des dort etablierten Zeitmanagements, so findet man hier eine strikte Trennung der Aufgaben. Bei allen Praxen mit Zeitproblemen fehlt diese strikte Trennung.

Das Erfolgsrezept heißt Aufgabenverteilung. Doch der Begriff beinhaltet mehr als die bloße Aufteilung von Arbeiten, wie Tab. 3.9 mit einem Überblick der Voraussetzungen effizienter Aufgabenverteilung, ihrer Ausprägungen und der notwendigen Maßnahmen (To Do) zeigt.

Aus Abbildung 3.15 wird deutlich, dass die Transmitter zwischen der Aufgabenverteilung und der Aufgabenerledigung vor allem das Können und Wollen Ihrer Mitarbeiter sind. Beide Größen werden durch die Auswahl der Mitarbeiter, ihre Qualifizierung im Rahmen von Aus- und Weiterbildung, aber auch durch Ihre Führung und Motivationsmaßnahmen direkt beeinflusst. Das Resultat einer adäquaten Gestaltung dieser Faktoren sind eine hohe Produktivität und eine Zeitersparnis, die vor allem Ihnen zugute kommt.

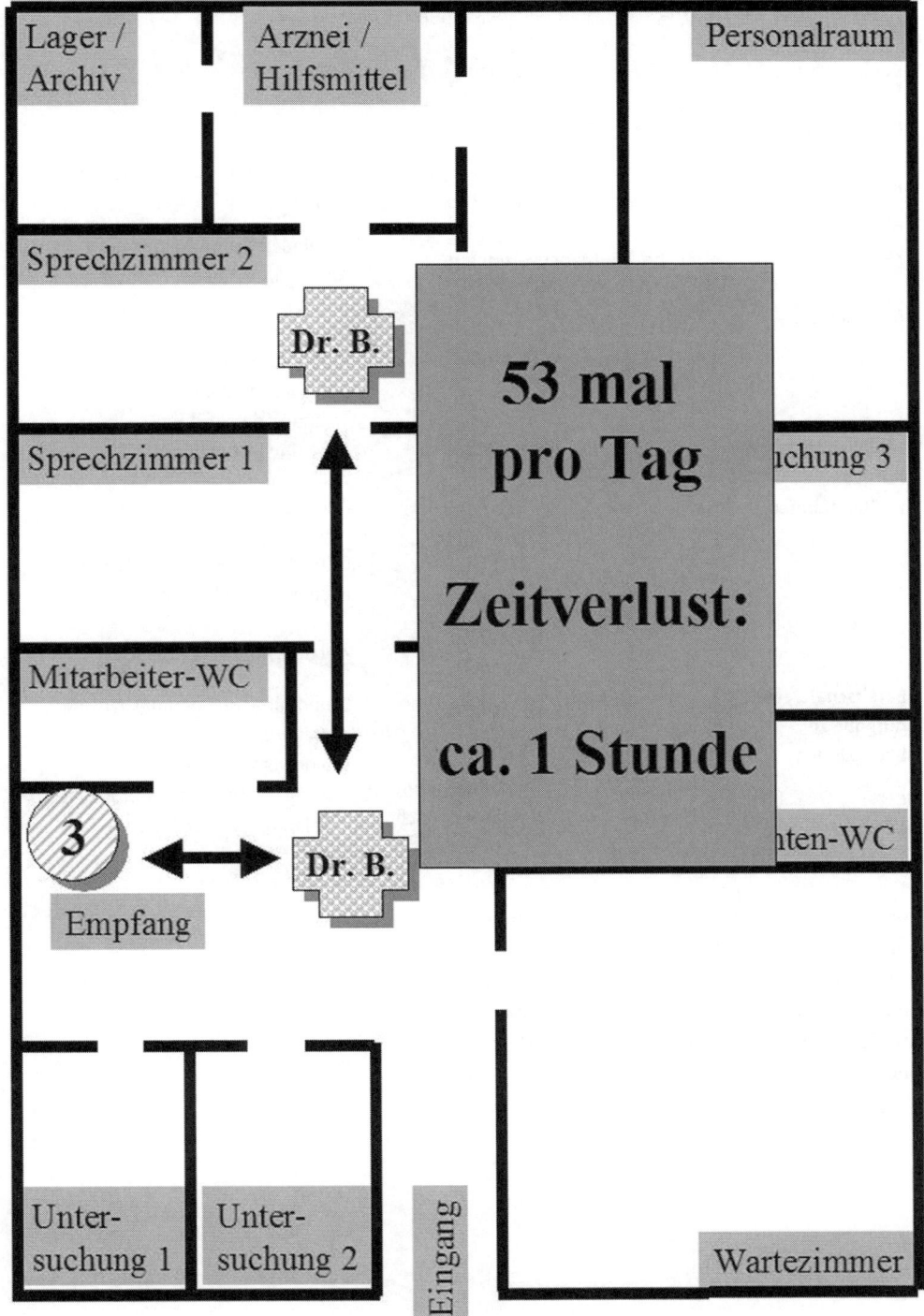

Abb. 3.14: Praxisszene

Tab. 3.9: Voraussetzung effizienter Aufgabenverteilung

Voraussetzung	Ausprägung der Voraussetzung		To Do
Praxisinhaber			
Bereitschaft zur Aufgabenverteilung	„Echte" Aufgabenverteilung: vollständige Aufgabendelegation		Angabe, was bis wann durch wen und wie zu tun ist
	„Unechte" Aufgabenverteilung:		Scheindelegation: kein Ausführungsspielraum vorhanden
Mitarbeiter			
Fähigkeit, eine Aufgabe zu übernehmen	Vorhanden	Trainierbar	Exakte Absprache zur Zielsetzung und zur Aufgabenerfüllung Schulung durchführen (Learning by doing)
	Nicht vorhanden	Nicht trainierbar	Falsche Mitarbeiterin
Bereitschaft, eine Aufgabe zu übernehmen	Vorhanden		Durch Motivation weiter fördern (z.B. noch mehr Ausführungsspielraum)
	Nicht vorhanden	Unkenntnis der Aufgabe	Ziel und Sinn verdeutlichen
		Kenntnis der Aufgabe	Grund für Verweigerungshaltung analysieren und beseitigen • Sinn verdeutlichen
		Gehört nicht zum Aufgabenbereich	• Als Job Enrichment oder Job Enlargement darstellen

Doch die Realität in deutschen Praxen sieht deutlich anders aus. Die Szene aus der Praxis von Dr. Bertram in Abbildung 3.16 zeigt, in welcher Form täglich unzählige Aufgaben von Praxisinhabern an ihre Mitarbeiter delegiert werden.

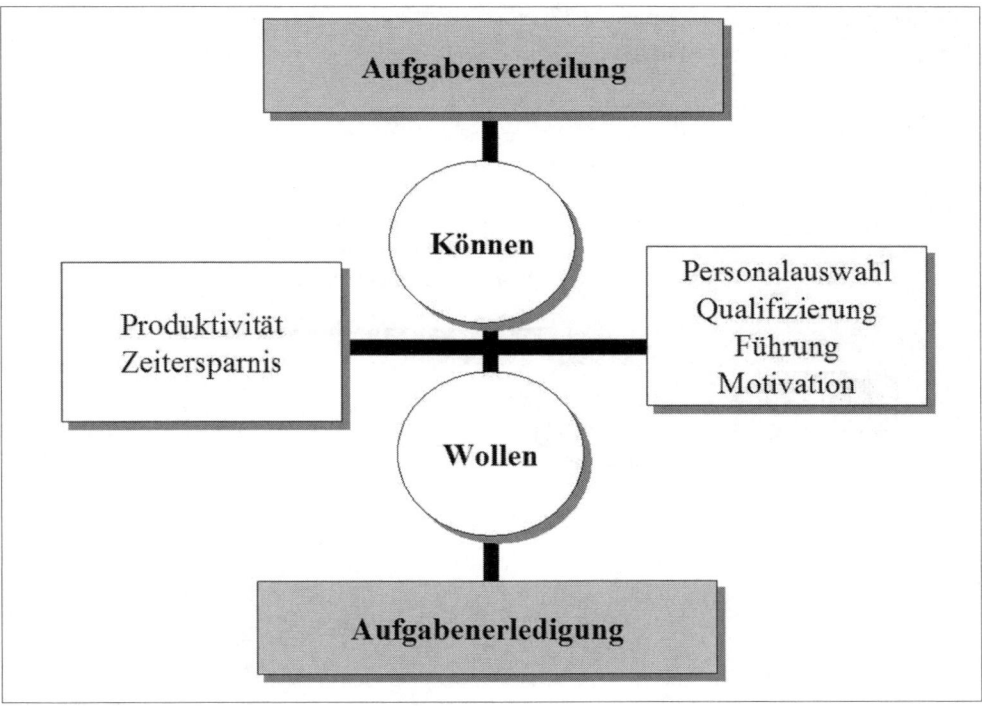

Abb. 3.15: Von der Aufgabenverteilung zur Aufgabenerledigung

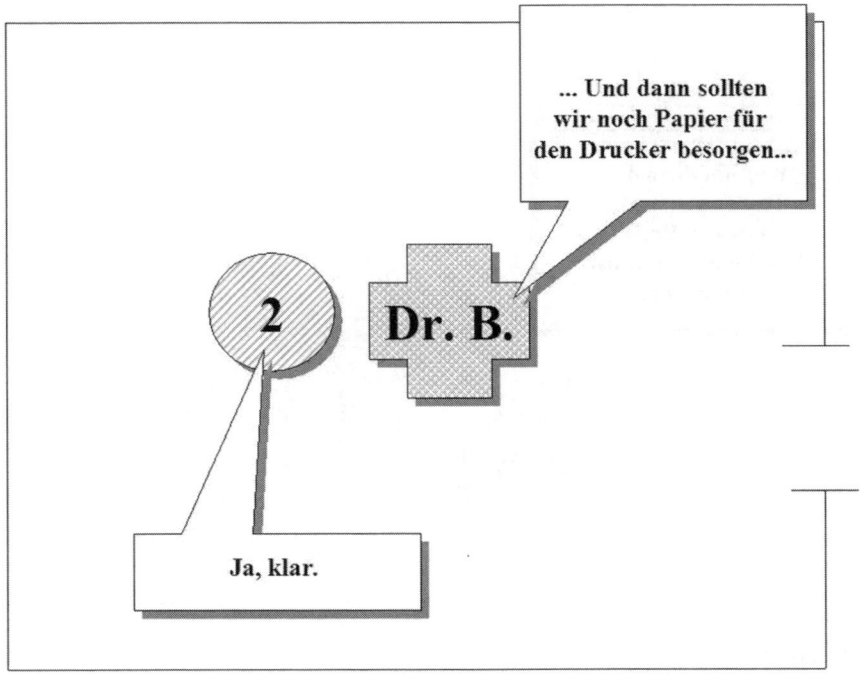

Abb. 3.16: Praxisszene

Und die Szenen der Abbildungen 3.17 bis 3.19 dokumentieren die Resultate:

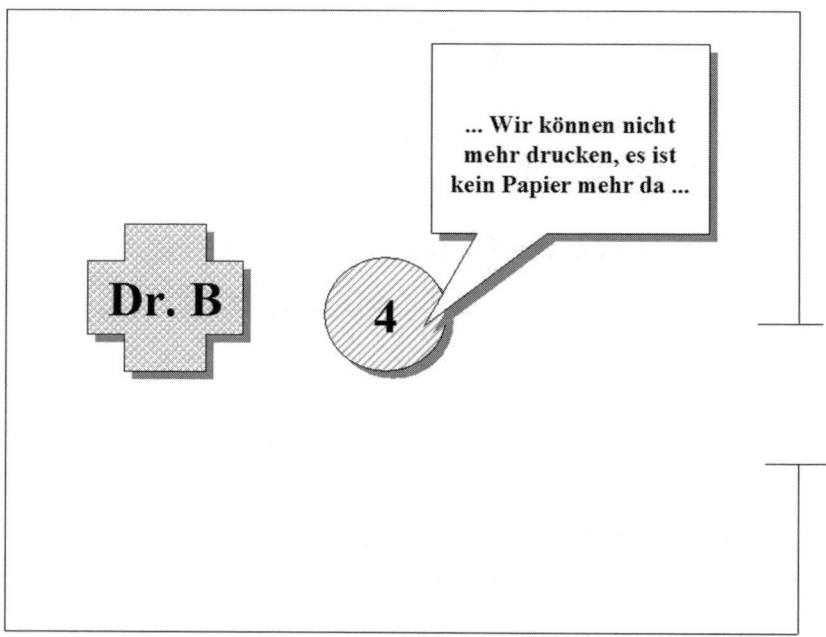

Abb. 3.17: Praxisszene

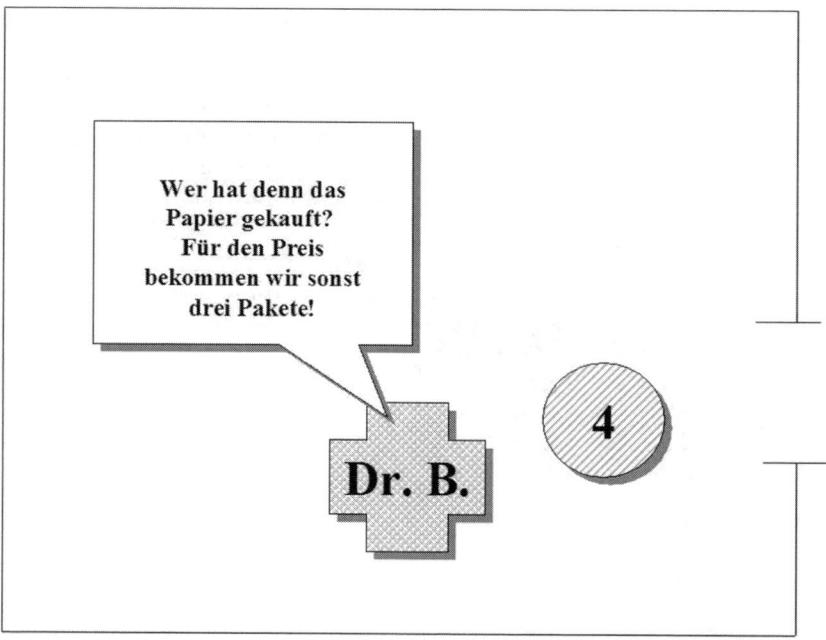

Abb. 3.18: Praxisszene

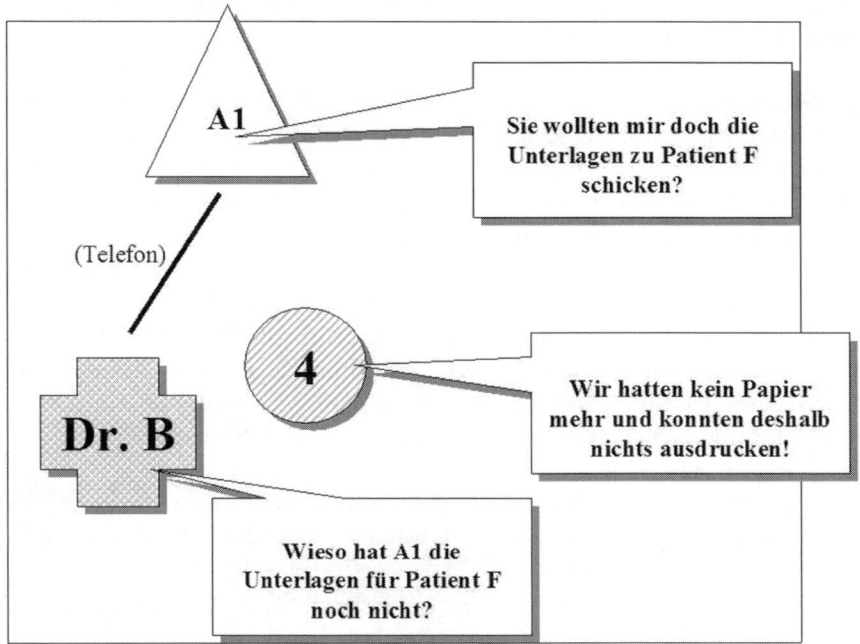

Abb. 3.19: Praxisszene

Das Resultat der Delegation: jede Menge Ärger und vor allem Zeitverluste, sowohl für den Praxisinhaber als auch für das Praxisteam. Einen Ausweg bietet das A-B-S-System. A-B-S steht dabei für:

- ◢ **A** ufgabendefinition
- ◢ **B** efähigung
- ◢ **S** icherung.

Aufgabendefinition

Die Aufgabendefinition erfolgt nach einem einfachen Schema: **was** ist **wann** durch **wen**, ggf. **wie**, zu tun. Hieran gemessen ist die von Dr. Bertram als Aufgabendefinition verstandene Aussage „Und dann sollten wir noch Papier für den Drucker besorgen" allerhöchstens als unspezifische Absichtserklärung zu werten: wer ist „wir", bis wann soll das Papier beschafft werden, zu welchen Konditionen soll es erworben werden. Alle wirklich wichtigen Fragen bleiben offen ... und damit auch die Aufgabenerledigung.

Hinzu kommt: Die Beschaffung von Arbeitsmaterial und die Bestandsführung gehören nicht zu den originären Aufgaben des Praxisinhabers, sondern zu denen der Mitarbeiter. Ein Großteil der Aufgabenverteilung erfolgt somit bereits in den Stellenbeschreibungen Ihrer Mitarbeiter. In einer Stellenbeschreibung wird nicht nur definiert, welche Aufgaben ein Mitarbeiter zu übernehmen hat, sondern auch die Schnittstellen zwischen den einzelnen Aufgabenbereichen. Aber viele Praxisinhaber verzichten auf dieses Instrument, weil sie es zu formalistisch finden. Je sorgfältiger und detaillierter die Stellenbeschreibungen formuliert sind, desto geringer ist der spätere zeitliche Aufwand der Aufgabenkoordination.

Praxisanalysen zeigen jedoch, dass medizinische Praxen, in denen dieses Instrument aktiv eingesetzt wird, nicht nur über eine sehr gut funktionierende Ablauforganisation verfügen, sondern auch deutlich weniger

Zeitmanagement-Probleme haben als Praxen „ohne" konsequente Aufgabendefinition.

Befähigung der Mitarbeiter

Aufgaben können nur sachgerecht erledigt werden, wenn die Mitarbeiter dies auch können und wollen (vgl. Tab. 3.9). Ebenso ist zu beachten, dass eine Aufgabenverteilung nur funktioniert, wenn es sich nicht um eine „Scheindelegation" handelt. Eine Auswertung von 1.870 Praxisanalysen, in denen auch die Meinungen von mehr als 7.000 Praxismitarbeitern zum Führungsklima in ihren Praxen erfasst wurden, zeigt, dass 71% der Mitarbeiter beklagen, zwar Aufgaben zur eigenständigen Erledigung übergeben zu erhalten, aber nur geringe oder keine Möglichkeiten bestehen, wirklich eigenständig zu arbeiten. Der Grund: Die Praxisinhaber erkundigen sich in kurzen Abständen nach dem Fortgang der Dinge und nehmen kleine Veränderungen der Beauftragung vor. Hierdurch wandeln sich die initial delegierten Aufgaben zunehmend in Anweisungen. Das Resultat: Die Mitarbeiter verrichten ihre Arbeit als „Dienst nach Vorschrift", da keine Aussicht auf Eigeninitiative besteht, und die Praxisinhaber fühlen sich in ihrem Gefühl bestärkt, dass sie wirklich fast alles selbst machen müssen.

Sicherung der Aufgabenerledigung durch Kontrolle

Das dritte Element des A-B-S-Prinzips zur Steuerung des eigenen Zeitmanagements ist die Sicherstellung der Aufgabenerfüllung durch Kontrolle. Der Kontrollbegriff ist leider sehr negativ belastet, da er meist im Kontext autoritärer Führungsmechanismen anzutreffen ist. Eine das Zeitmanagement unterstützende Kontrolle der Aufgabenerledigung definiert sich aber nicht als Zwangsinstrument, sondern als moderner Rückkoppelungsprozeß, der im einfachsten Fall aus einer kurzen Notiz besteht.

> **Zeitmanagement-Prinzip 4:**
> **Arbeitsentlastung durch Arbeitsverteilung mit dem A-B-S-Prinzip (Aufgabendefinition – Befähigung – Sicherung)**
> **Beitrag zur Zeiteinsparung: ca. 20%.**

Die Vorteile des A-B-S-Prinzips:

⬥ schnellere Abwicklung von Vorgängen durch Einteilung und Koordination,

⬥ höhere Arbeitszufriedenheit,

⬥ verbesserte Kundenzufriedenheit,

⬥ Kosten- und Zeitersparnis.

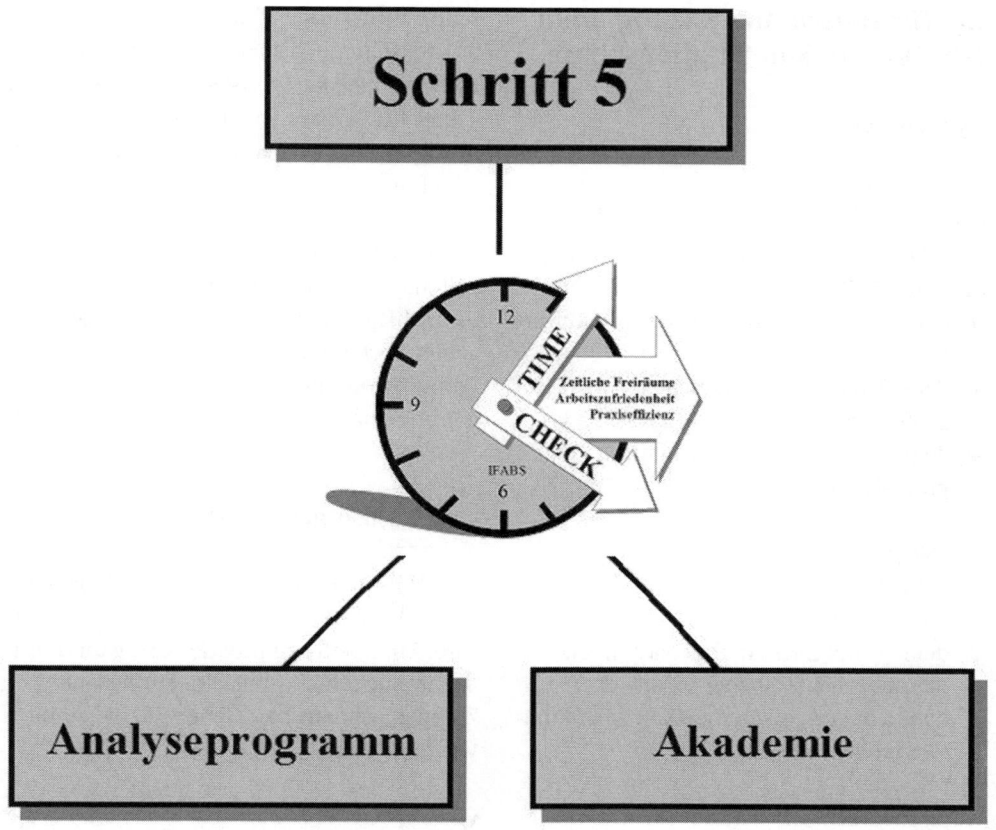

Schritt 5

Analyseprogramm

Akademie

Dokumentations-
phase

Zeitgewinn durch
Zeitegoismus: das
S-T-O-P-Prinzip

3.5 *TimeCheck*-Analyseprogramm: Schritt 5 – Dokumentationsphase

3.5.1 Vorgehen

Auch in diesem Schritt setzen Sie die Dokumentationsphase zur Untersuchung Ihres Zeitmanagements fort. Hierzu arbeiten Ihre Mitarbeiter mit

▲ dem *TimeCheck*-Analyseblatt A (Laufzettel)

▲ dem *TimeCheck*-Analyseblatt B (Tagesprofil/Tabelle)

▲ dem *TimeCheck*-Analyseblatt C (Tagesprofil/Grafik)

und Sie mit

▲ dem *TimeCheck*-Analyseblatt E (Aktivitäten-Zeit-Protokoll)

▲ dem *TimeCheck*-Analyseblatt F (Aktivitätenübersicht/Tabelle)

▲ dem *TimeCheck*-Analyseblatt G (Aktivitätenübersicht/Grafik)

Wahrscheinlich wird Ihnen die Dokumentation Ihrer Arbeit inzwischen schon leichter „von der Hand" gehen. Vielleicht sind Sie schon in der Lage, Teile Ihrer Auswertungsarbeit während der Erfassung zu erledigen, z.B. gleich die Kategorisierung in Spalte 2 des *TimeCheck*-Analyseblatts E und die Bestimmung der Aktivitätendauer in Spalte 3 vorzunehmen.

Das Gleiche müsste auch für Ihre Mitarbeiter gelten. Vielleicht sprechen Sie sie darauf an und schlagen vor, Teilinformationen aus den *TimeCheck*-Analyseblättern A gleich in die Formulare B und C einzutragen. Stoßen Sie auf Vorbehalte, belassen Sie alles beim Alten.

3.5.2 Praxisorganisations-Check

Mit Hilfe der Angaben in dem folgenden Fragenkatalog ergänzen Sie die Angaben Ihrer Mitarbeiter zu Ihrer Praxisorganisation, die ja auch maßgeblichen Einfluss auf Ihr Zeitmanagement hat. Gehen Sie hierzu bitte wie folgt vor:

(1) Kreuzen Sie zunächst je Frage an, ob die geschilderte Aussage auf Ihre Organisation zutrifft oder nicht.

Fragebogen „Praxisorganisation"	Ja	Nein
Die Arbeitsaufgabe ist für jeden Mitarbeiter klar formuliert.	☐	☐
Die Kompetenzen sind zugeordnet und allen bekannt.	☐	☐
Die Schnittstellen zwischen den Arbeitsaufgaben sind definiert.	☐	☐
Aufgaben und Kompetenzen sind untereinander deutlich abgegrenzt.	☐	☐
Die Arbeitsaufgaben sind in Stellenbeschreibungen fixiert.	☐	☐
Die für die Aufgabenerfüllung benötigten Qualifikationen sind klar umrissen.	☐	☐
Es existieren Qualitätsziele für die Aufgabenerfüllung.	☐	☐
Arbeitsaufgaben, Qualifikationen und Arbeitsbelastung sind aufeinander abgestimmt.	☐	☐
Die Arbeit ist auf das Wissen und Können der Mitarbeiter ausgerichtet.	☐	☐
Die Arbeitsaufgaben sind so beschaffen, dass sie weder langweilig noch eintönig sind.	☐	☐
In unserer Praxis gibt es eine Arbeitsablaufsplanung.	☐	☐

Wir haben systematisch alle Doppelarbeiten beseitigt.	☐	☐
Wir tauschen uns gegenseitig regelmäßig aus, wie wir die Arbeitsabläufe noch besser gestalten können.	☐	☐
Einmal festgelegte Abläufe sind auch bei größerer Arbeitsbelastung beständig.	☐	☐
Die Arbeitsabläufe werden regelmäßig auf ihre Effizienz hin kontrolliert und optimiert.	☐	☐
Wir arbeiten ohne Überstunden.	☐	☐
Für unerwartete Ereignisse sind Zeitpuffer vorgesehen.	☐	☐
Wir verfügen über ein Recall-System für Patienten (Patienten geben ihre schriftliche Einwilligung, an Untersuchungen telefonisch oder schriftlich erinnert zu werden).	☐	☐
Es gibt ein Praxishandbuch zu allen Strukturen und Prozessen.	☐	☐
Die Organisation wird weitgehend mit Hilfe der Praxis-EDV gesteuert.	☐	☐
Es gibt eine morgendliche Kurzbesprechung mit dem Praxisteam.	☐	☐
Es werden regelmäßig Praxisbesprechungen durchgeführt.	☐	☐
Die Ergebnisse der Praxisbesprechungen werden schriftlich festgehalten.	☐	☐
Unsere Termine werden nach Maßgabe ermittelter durchschnittlicher Konsultations- und Behandlungszeiten geplant.	☐	☐
Wir arbeiten mit Pufferzeiten.	☐	☐
Wir planen unsere Termine nicht für die Sprechzeiten, sondern für die tatsächlichen Arbeitszeiten.	☐	☐
Wir weisen konsequent alle Patienten auf die Notwendigkeit einer telefonischen Voranmeldung hin.	☐	☐
Die Mitarbeiter ermitteln bereits am Telefon konsequent, welche Anliegen die Patienten haben, um so den Zeitbedarf zu kalkulieren.	☐	☐
Länger dauernde Termine werden in die Randzeiten der Sprechstunde gelegt.	☐	☐
Ich vermeide es, mit Patienten auf dem Gang oder an der Rezeption zu sprechen	☐	☐
Die Patienten können sich darauf verlassen, termingerecht an die Reihe zu kommen.	☐	☐
Bei Abweichungen von den Regel-Wartezeiten wird ein Ausweichtermin angeboten.	☐	☐
Wir arbeiten ohne Termindruck.	☐	☐
Wir haben einen steten Arbeitsfluss ohne Leerlauf.	☐	☐
Es existiert eine Bedarfsplanung und ein Mindestbestand-Warnsystem für Hilfs- und Büromaterialien.	☐	☐
Eine Mitarbeiterin ist für das Beschaffungswesen verantwortlich.	☐	☐
Die Praxis-Entscheidungsprozesse sind für alle transparent und verständlich.	☐	☐
Es existiert ein Vorschlagswesen.	☐	☐

(2) Zählen Sie nun durch, wie häufig Sie die Antwort „Ja" angekreuzt haben.

(3) Multiplizieren Sie die Anzahl der ausgezählten „Ja"-Antworten mit dem Punktwert 10 und tragen Sie den hieraus resultierenden Wert in das *TimeCheck*-Analyseblatt H, Teil 3, Bewertungsschema Praxisorganisation, in die Spalte „Meine Punktzahl" ein. Wählen Sie hierbei das Feld, das sich neben dem Bewertungsintervall befindet, in das Ihr Punktwert fällt.

3.5.3 *TimeCheck*-Akademie: Zeitgewinn durch Zeitegoismus: das S-T-O-P-Prinzip

Zeitegoismus beschreibt ein Arbeitsverhalten, das vor allem durch regelmäßige ungestörte Sperrzeiten geprägt ist, in denen konzentriert und ohne Unterbrechungen von außen Arbeiten erledigt werden. Konfrontiert mit dem Begriff „Zeitegoismus" reagiert so mancher Ihrer Kollegen sehr zurückhaltend, weil er Reaktionen wie in der in Abbildung 3.20 beschriebenen Praxisszene fürchtet:

Dabei hat Zeitegoismus nichts mit Bummeln, Trödeln oder Faulenzen zu tun. Vielmehr geht es darum, dass Sie im Laufe eines Arbeitstages Ihre Arbeitskraft regenerieren und Zeit zur ungestörten Bearbeitung von Vorgängen haben. Beide Formen des Zeitegoismus stellen nicht nur eine kontinuierlich gleich hohe Arbeitsqualität sicher, sondern sparen gleichzeitig ihrerseits wieder Zeit. Denn: wenn Sie ausgeruht sind, schaffen Sie Ihr Arbeitspensum besser und disziplinierter, wenn Sie ungestört arbeiten können, schaffen Sie mehr Arbeit in kürzerer Zeit. Das Einsparpotential liegt hierbei – wie die Nachuntersuchungen in Praxen mit optimiertem Zeitmanagement zeigen – bei 50%!

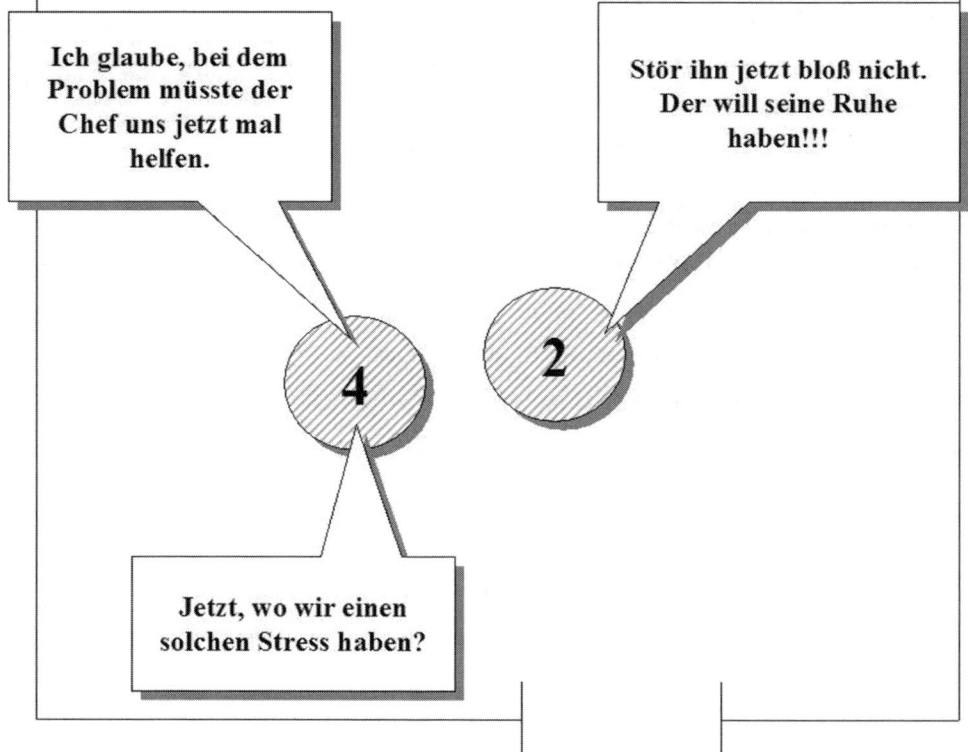

Abb. 3.20: Praxisszene

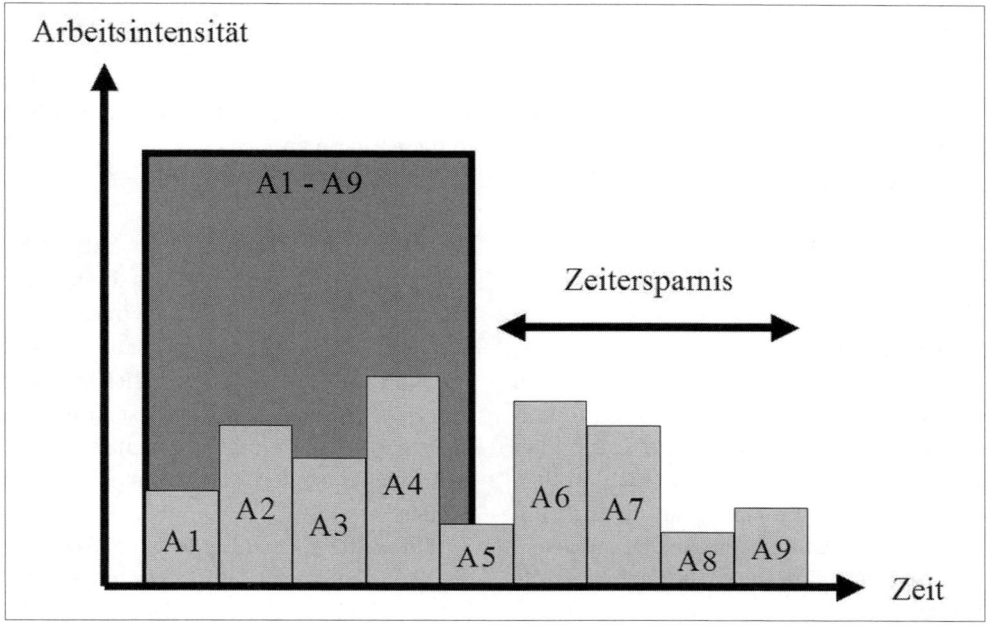

Abb. 3.21: Zeitspareffekte durch Zeitegoismus

Die Abbildung 3.21 veranschaulicht den Zusammenhang. Erfolgt die Aufgabenerledigung normalerweise über den Tag verteilt, meist immer dann, wenn Zeit vorhanden ist, wird bei „zeitegoistischem" Arbeiten die Arbeitsintensität erhöht, z.B. durch die Möglichkeit, sich vollständig konzentrieren zu können, und dadurch die Gesamtarbeitszeit verkürzt. Die Qualität des Arbeitsergebnisses wird deutlich gesteigert und Sie haben Ihre Aufgaben früher und schneller erledigt. Und noch ein Aspekt kommt hinzu: Ihre Arbeitszufriedenheit ist höher. In Tabelle 3.10 sind die Durchschnittswerte einer Untersuchungsreihe aufgeführt, in der 20 Praxisinhaber vor und nach Einführung zeitegoistischer Arbeitsweisen jeweils zu Arbeitsbeginn und zum Arbeitsende nach ihrer Motivation gefragt wurden.

Das Resultat macht deutlich, dass nicht nur die initiale Grundstimmung beim Zeitegoismus besser ist (da man weiß, dass man viel erledigen kann), sondern auch die Zufriedenheit nach Beendigung der Tätigkeiten.

Diesen Nutzen müssen Sie allerdings auch Ihren Mitarbeitern verdeutlichen, damit

Tab. 3.10: Vergleich der Arbeitsmotivation vor und nach Einführung zeitegoistischer Arbeitsweise

	Motivation zu Arbeitsbeginn	Motivation zum Arbeitsende
Arbeitsmodell ohne Zeitegoismus	3,5	4,3
Arbeitsmodell mit Zeitegoismus	2,4	1,9

Skalierung:
von „1" = „sehr hoch" bis „6" = „absolut schlecht"

diese Ihr Handeln verstehen und vor allem unterstützen!

Die Arbeit mit Zeitegoismus erfolgt nach dem S-T-O-P-Prinzip. S-T-O-P steht dabei für

- **S** tille Momente
- **T** elefon-Tabu
- **O** rganisation
- **P** ausen.

Stille Momente

Stille Momente sind Freiräume in Ihrem Arbeitsalltag, in denen Sie per Definition und nach Absprache mit Ihrem Team unter keinen Umständen gestört werden wollen. Das Instrument können Sie täglich und individuell Ihren Arbeitsbedingungen anpassen. Ein Seminarteilnehmer bezeichnete die Sperrzeit, nachdem er sie ausprobiert hatte, als einen „echten Produktivitäts-Hit": in einer halben Stunde konzentrierter und ungestörter Arbeit können Sie – wie Arbeitsstudien belegen – ein Pensum erledigen, für das Sie sonst 1 bis 1,5 Stunden benötigen. Einzige Voraussetzungen sind: eine absolut verlässliche Ungestörtheit und eine hohe Selbstdisziplin, sich ausschließlich auf Ihre Arbeit zu konzentrieren.

Erledigen Sie in dieser Zeit vor allem A- und B-Aufgaben.

Telefon-Tabu

Natürlich können Sie – wenn es zu Ihren geplanten Aufgaben gehört – in Ihrer Sperrzeit Telefonate erledigen. Wichtig ist nur, dass Sie sich von allen Telefonaten – sowohl internen als auch externen –, die nicht zu Ihrer Planung gehören, abschotten oder diese vermeiden. Sonst werden Sie nicht nur gestört, sondern auch in ungeplante Arbeiten oder Überlegungen gezogen, die den Sinn Ihres Stillen Moments ad absurdum führen.

Kurz zu Hause anzurufen oder eine Tennisverabredung zu treffen gehört nicht in diesen Rahmen.

Organisation

Vor allem ist es wichtig, Ihre Mitarbeiter rechtzeitig zu informieren, am besten am Abend vorher, wenn Sie Ihre Sperrzeiten planen. So kann sich Ihr Team darauf einrichten und Ihre Ungestörtheit sicherstellen. Von einer Sperrzeit „auf Zuruf" ist abzuraten, da hierdurch erfahrungsgemäß mehr Probleme entstehen als Aufgaben erledigt werden.

Ein weiterer organisatorischer Aspekt ist die Einteilung nach Ihrer Leistungskurve. Einen idealtypischen Verlauf zeigt die Abbildung 3.22. Wenn Sie Ihre persönliche Leistungskurve kennen, können Sie schwierige Arbeiten in Ihre Hoch-Zeiten legen und sich in „Tiefs" auf Routinetätigkeiten konzentrieren.

Pausen

Regelmäßige Pausen garantieren Top-Leistungen! Idealerweise ist jede Arbeitsstunde mit einer fünfminütigen Pause verbunden, in der Sie wirklich „abschalten". Diese kurzen Zeiten bilden gleichzeitig Meilensteine in Ihrer Tagesplanung und sollten als „Momente der Freude" gestaltet werden, z.B. um in Ruhe einen Kaffee zu trinken oder einen Artikel aus einer Zeitschrift zu lesen, der Sie interessiert. Pausen haben eine Art „Akku-Funktion", mit deren Hilfe Sie Ihre Arbeitskraft immer wieder nachladen.

Auch für die Pausen gilt: Ungestörtheit ist Pflicht!

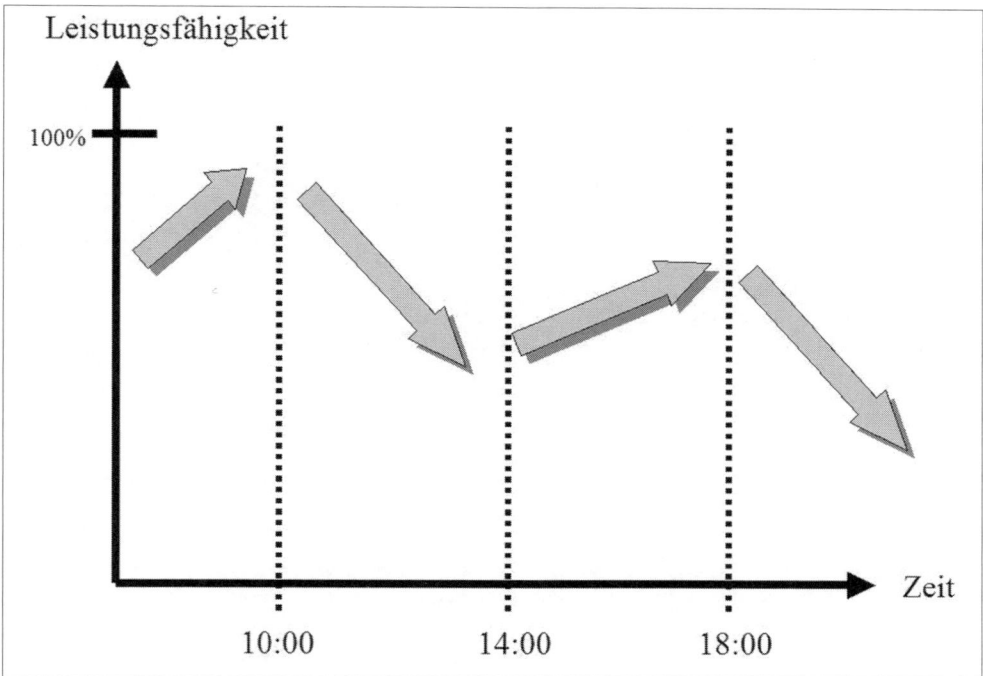

Abb. 3.22: Leistungsfähigkeit-Zeit-Kurve

> Zeitmanagement-Prinzip 5:
> Zeitgewinn durch Zeitegoismus:
> das S-T-O-P-Prinzip (Stille Momente –
> Telefon-Tabu – Organisation – Pausen)
> Beitrag zur Zeiteinsparung: ca. 11%.

Die Vorteile des S-T-O-P-Prinzips:

◢ Sie vermeiden gezielt Ärger und Hektik,
◢ Ihre Arbeitsqualität steigt,
◢ das Betriebsklima verbessert sich spürbar,
  da Sie für Ihre Mitarbeiter berechenbar
  sind,
◢ Ihre Arbeitszufriedenheit steigt, da Sie
  sich selbst in die Lage versetzen, konzentriert abgeschlossene Arbeitsergebnisse
  zu erzielen.

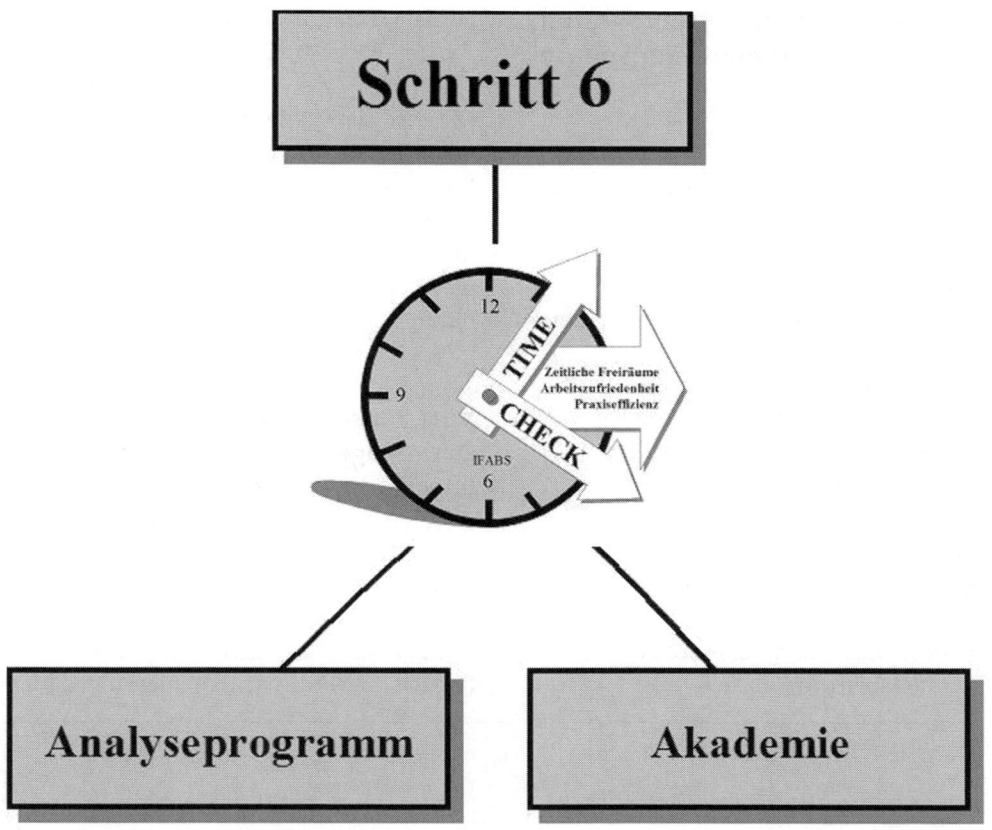

Schritt 6

Analyseprogramm	Akademie

Dokumentations-
phase

Zeitmanagement durch
Planung in Form
bringen:
das I-S-T-Prinzip

3.6 *TimeCheck*-Analyseprogramm: Schritt 6 – Dokumentationsphase

3.6.1 Vorgehen

Wie in den vergangenen Tagen setzen Sie die Dokumentationsphase zur Untersuchung Ihres Zeitmanagements fort. Hierzu arbeiten Ihre Mitarbeiter mit

▲ dem *TimeCheck*-Analyseblatt A (Laufzettel)
▲ dem *TimeCheck*-Analyseblatt B (Tagesprofil/Tabelle)
▲ dem *TimeCheck*-Analyseblatt C (Tagesprofil/Grafik)

und Sie mit

▲ dem *TimeCheck*-Analyseblatt E (Aktivitäten-Zeit-Protokoll)
▲ dem *TimeCheck*-Analyseblatt F (Aktivitätenübersicht/Tabelle)

▲ dem *TimeCheck*-Analyseblatt G (Aktivitätenübersicht/Grafik)

Dies ist der vorletzte Schritt Ihrer Zeitmanagement-Dokumentation. Setzen Sie Ihre Analyse so akribisch fort, wie Sie sie begonnen haben. Motivieren Sie auch Ihre Mitarbeiter, ihren Arbeitsanteil am Gesamtprojekt mit der gleichen Genauigkeit fortzusetzen.

3.6.2 *TimeCheck*-Akademie: Zeitmanagement durch Planung in Form bringen: das I-S-T-Prinzip

Dr. Bertram ist „sauer": Obwohl er seine Mitarbeiter schon vor einer Woche darüber informiert hatte, dass er am heutigen Donnerstag erst gegen 10:00 Uhr in der Praxis sein wird, hat sich niemand darum

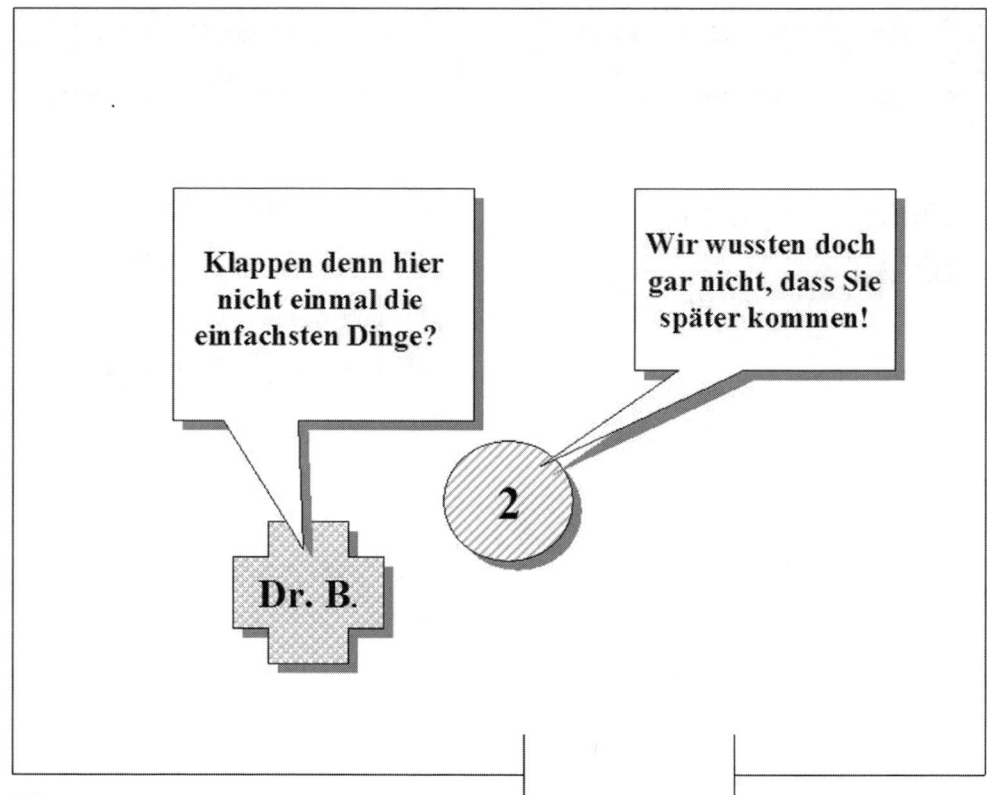

Abb. 3.23: Praxisszene

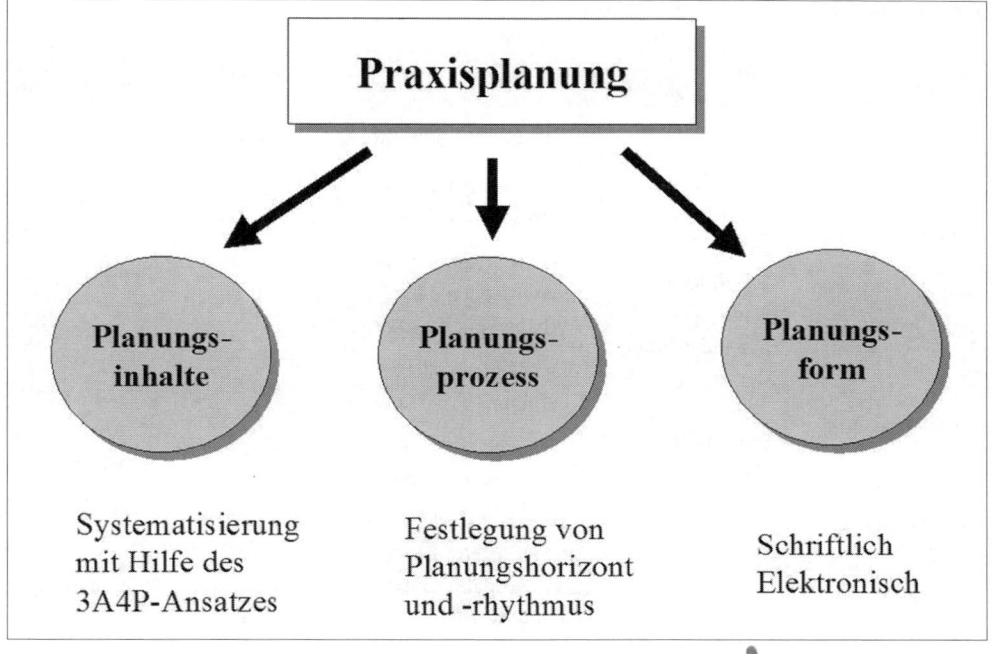

Abb. 3.24: Die Bausteine der Praxisplanung

gekümmert. Das Wartezimmer quillt über, die Stimmung in der Praxis steht auf Sturm. Doch wie können solche Fehler vermieden werden? Die hierfür geeignete Technik ist eine durchdachte, gut funktionierende Planung.

Die Praxisplanung besteht aus drei Bausteinen (vgl. Abb. 3.24):

Den Praxisplanungsinhalten:
Diese ergeben sich aus Ihren Zielen und der zu ihrer Erreichung nach dem 3A4P-Ansatz systematisierten Maßnahmen.

Dem Praxisplanungsprozess:
In dem Sie festlegen, auf welche Zeitspanne Sie planen (Planungshorizont) und in welchen Abständen Sie die Planung überarbeiten und ergänzen (Planungsfrequenz) und

Der Planungsform:
Mit der Sie die „Materialisierung" Ihrer Planung festlegen (schriftlich/elektronisch), die so gewählt werden muss, dass für alle in die Planung einbezogenen Mitarbeiter eine größtmögliche Transparenz entsteht.

Gerade den letztgenannten Aspekt hat Dr. Bertram bei seiner Planung nicht berücksichtigt. Zwar hat er einen Aspekt seiner Tagesplanung mitgeteilt, aber nicht sichergestellt, dass dieser auch im Arbeitsalltag nicht untergeht.

Die Planung ist ein koordinierendes Instrument, d.h. sie führt die verschiedenen Prinzipien Ihre Zeitmanagements in einem System zusammen (vgl. Tab. 3.11):

Tab. 3.11: Die Praxisplanung in der Übersicht

Prozess	Form	Inhalte	Prinzipien	Das I-S-T-Planungsprinzip
		Welche Ziele habe ich?	E-V-A	
Jahresplanung		Welche Aufgaben resultieren aus den Zielen?	3A4P	
	Schriftliche Planung (Kalender, Timer)	In welcher Reihenfolge müssen/sollen die Aufgaben erledigt werden?	A-B-C	Inhalte
Monatsplanung		Wer soll die Aufgaben übernehmen?	A-B-S	
Wochenplanung	Elektronische Planung (PC)	Wie lange dauert die Erledigung der einzelnen Aufgabe ungefähr?		Schätzung Zeitbedarf
Tagesplanung		Wann muss/soll die einzelne Aufgabe konkret erledigt werden?		Terminierung

Der Planungsprozess beginnt idealerweise mit einem Jahresplan der „großen" Arbeiten und Aktivitäten, der dann schrittweise in Monats-, Wochen- und Tagespläne detailliert wird.

Für einen unkomplizierten Start in ein erfolgreiches Zeitmanagement ist es empfehlenswert, nicht mit dem „großen Wurf", sondern lieber kleiner zu starten, z.B. mit einer Wochen- und Tagesplanung.

Die Wochenplanung nehmen Sie am Freitag der Vorwoche vor, für die Tagesplanung reservieren Sie sich jeweils zum Ende Ihrer Arbeit 10 bis 15 Minuten Zeit. Der Effekt wird Sie – falls Sie bislang noch keine systematische Planung betreiben – überraschen: mit einer Viertelstunde Vorplanung lassen sich bis zu einer Stunde Arbeitszeit am Folgetag sparen, u.a. dadurch, dass

◢ für die Arbeit benötigte Vorleistungen frühzeitig eingeleitet werden,
◢ Unterlagen rechtzeitig bereitliegen,
◢ das Praxisteam besser informiert ist.

Die Aufgabenplanung richtet sich nach dem I-S-T-Prinzip. I-S-T steht dabei für

◢ **I** nhalte festlegen
◢ **S** chätzung Zeitbedarf
◢ **T** erminierung

und erfolgt nach dem im Abbildung 3.24 aufgeführten Schema. Die Details Ihrer fertigen Planung werden dann in einem Kalender, einem Zeitplanbuch oder in einem Softwareprogramm fixiert.

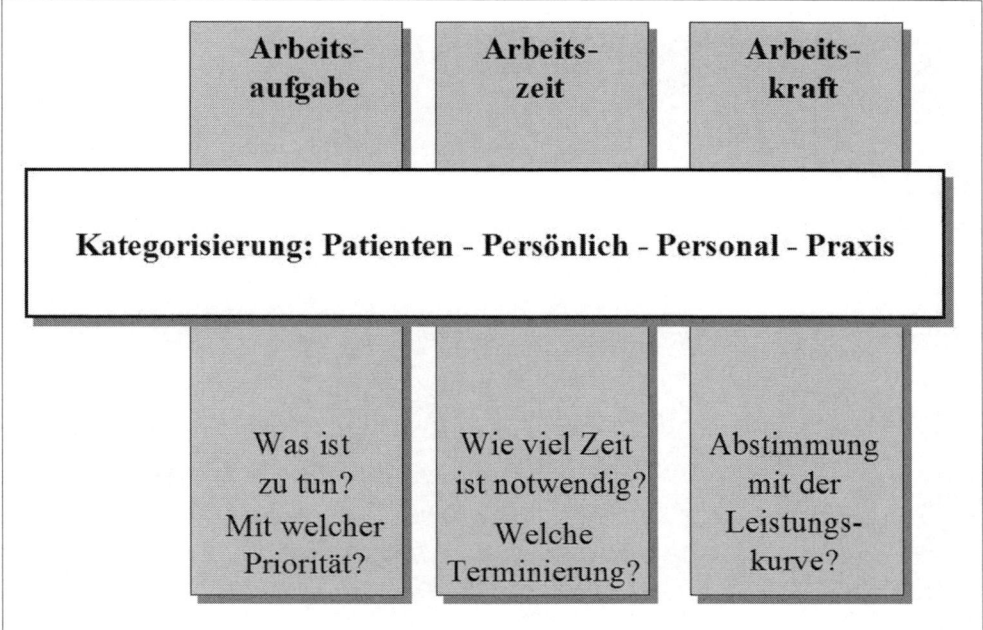

Abb. 3.25: Aufgabenplanung nach dem I-S-T-Schema

> **Zeitmanagement-Prinzip 6:**
> Zeitmanagement durch Planung in Form bringen: das I-S-T-Prinzip (Inhalte – Schätzung Zeitbedarf – Terminierung)
> Beitrag zur Zeiteinsparung: ca. 18%.

Die Vorteile des I-S-T-Prinzips:

◢ Sie lernen ganz intuitiv, wie Sie die knappe „Ressource Zeit" steuern können,

◢ Sie intensivieren Ihre Arbeit, da Sie Ihre Arbeitskraft gezielt einsetzen können,

◢ Stress-Situationen können vorausschauend weitgehend vermieden werden,

◢ der anfänglich erhöhte Zeitaufwand für die Planung wird durch den Wegfall der ständig neu zu treffenden Entscheidungen, was als nächstes zu tun ist, deutlich überkompensiert,

◢ Sie können Ihre freie Zeit besser genießen, da das permanente Gefühl, etwas vergessen zu haben, entfällt.

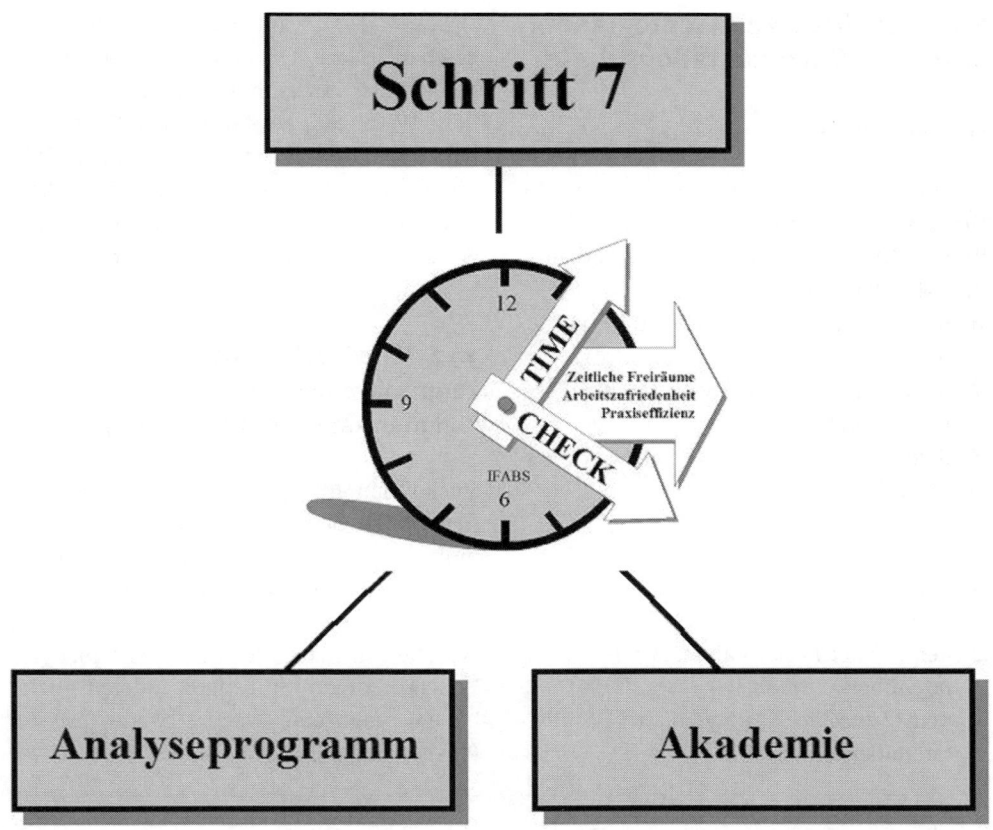

Analyseprogramm

Akademie

Dokumentations-
phase

Zeitmanagement und
interne Kommuni-
kation: die F-I-T-Regel

3.7 *TimeCheck*-Analyseprogramm: Schritt 7 – Dokumentationsphase

3.7.1 Vorgehen

Wie in den vergangenen Tagen setzen Sie die Dokumentationsphase zur Untersuchung Ihres Zeitmanagements fort. Hierzu arbeiten Ihre Mitarbeiter mit

▲ dem *TimeCheck*-Analyseblatt A (Laufzettel)
▲ dem *TimeCheck*-Analyseblatt B (Tagesprofil/Tabelle)
▲ dem *TimeCheck*-Analyseblatt C (Tagesprofil/Grafik)

und Sie mit

▲ dem *TimeCheck*-Analyseblatt E (Aktivitäten-Zeit-Protokoll)
▲ dem *TimeCheck*-Analyseblatt F (Aktivitätenübersicht/Tabelle)
▲ dem *TimeCheck*-Analyseblatt G (Aktivitätenübersicht/Grafik)

Sie und Ihr Team haben es nun fast geschafft. Nach Dokumentation des heutigen Arbeitstages kann die Auswertung beginnen. Wenn Sie das Ergebnis fertig gestellt haben, sollten Sie unbedingt auch Ihre Mitarbeiter über die Auswertungsresultate informieren, damit diese erkennen, dass und wie sich ihr Arbeitseinsatz gelohnt hat.

3.7.2 *TimeCheck*-Akademie: Zeitmanagement und interne Kommunikation: das F-I-T-Prinzip

Sie können Ihr Zeitmanagement nicht für sich isoliert betrachten, sondern müssen es immer im Zusammenhang des gesamten Praxismanagements sehen. Das bedingt eine funktionierende interne Kommunikation zwischen Ihnen und Ihren Mitarbeitern. Welche Folgen Störungen oder Defizite haben, zeigt eine weitere Szene aus der Praxis von Dr. Bertram:

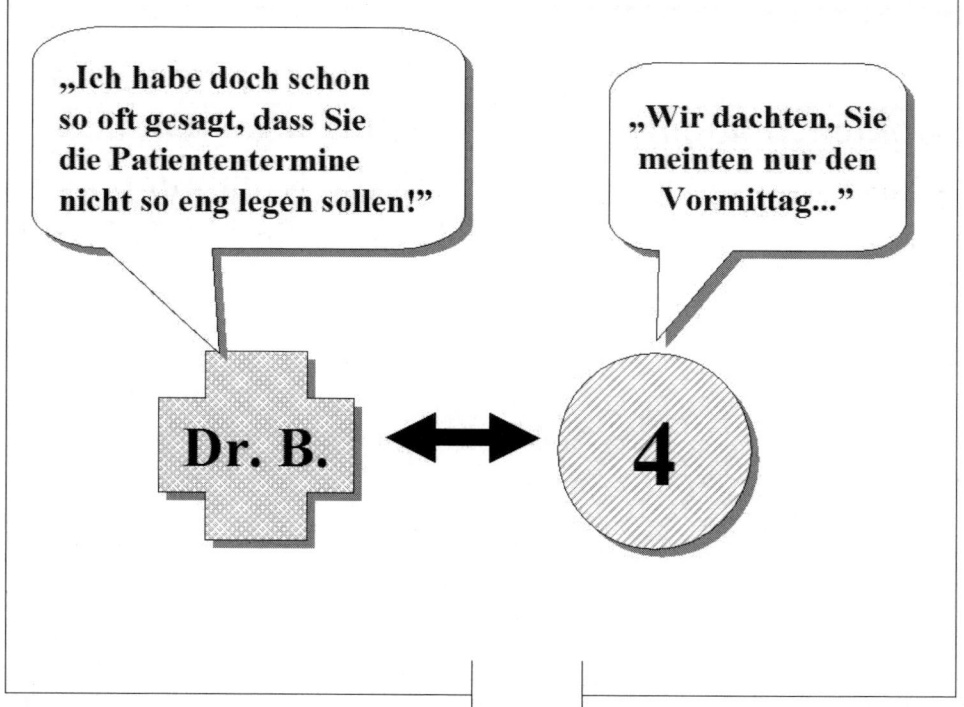

Abb. 3.26: Praxisszene

Diese kann mit der F-I-T-Regel sichergestellt werden:

◢ **F** ührungsstil optimieren
◢ **I** nformationsfluss organisieren
◢ **T** agesabläufe koordinieren.

Mit der Art des Führungsstils wird das grundsätzliche Kommunikationsklima einer Praxis bestimmt. Die Ergebnisse von Praxisanalysen belegen immer wieder, dass besonders in Praxen, in denen ein stark durch Anweisungen geprägter Führungsstil herrscht, die Probleme im Zeitmanagement besonders groß sind. Der Grund: Die Mitarbeiter befolgen – wie auch beabsichtigt – ausschließlich Anweisungen und reagieren nach dem starr vorgegebenen Schema. Doch der Praxisalltag bietet so viele Sonderfälle und Abweichungen von der angeordneten Norm, dass es automatisch zu kleinen und großen Problemen kommt. Die Inhaber solcher Praxen bekommen von den Anlässen und Gründen in der Regel nicht viel mit, da die Mitarbeiter solche Informationen möglichst für sich behalten, um der „Ahndung" zu entgehen, spüren aber die Folgen: überquellende Wartezimmer, unzufriedene Patienten und Zeitchaos.

Erschwerend kommt hinzu, dass die Mitarbeiter autoritär geführter Praxen nur eine geringe Identifikation mit der Praxis und ihrem Arbeitsplatz haben. Folglich ist es ihnen relativ gleichgültig, ob das Zeitmanagement funktioniert, da Engagement ohnehin „nicht gefragt ist" (vgl. Abb. 3.27).

Anders ist es in partizipativ geführten Praxen. Hier sind alle motiviert, „ihre Praxis" optimal zu führen. Auf Grundlage dieses Engagements findet sich in diesen

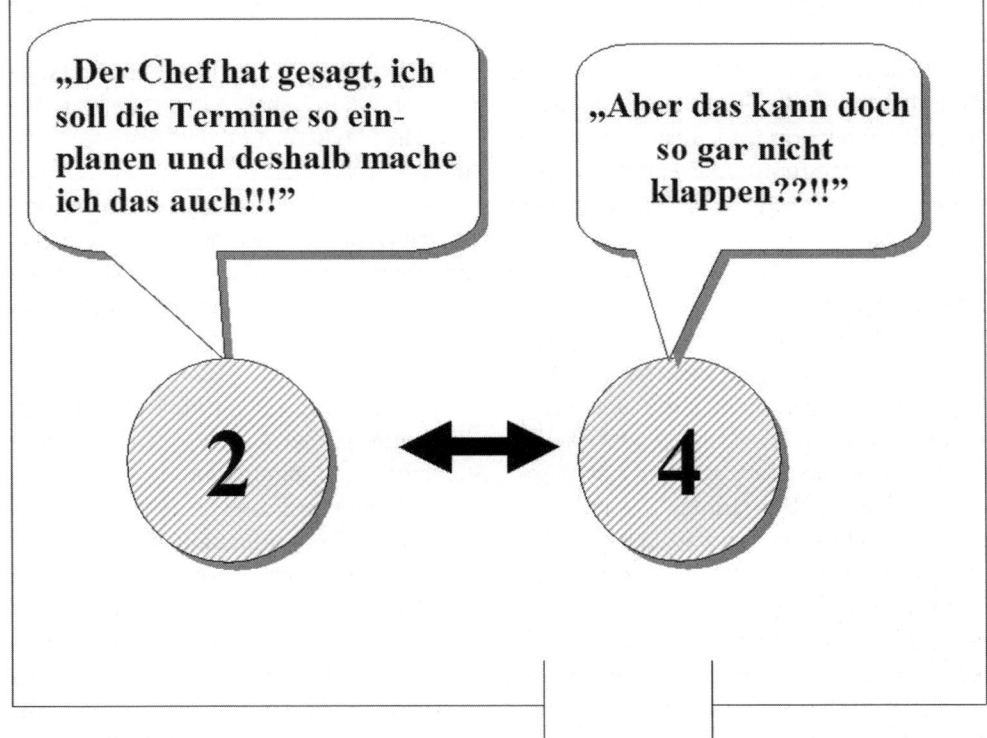

Abb. 3.27: Praxisszene

Dienstleistungsunternehmen nicht nur ein hohes kreatives Potential, Zeitprobleme zu lösen, sondern vor allem eine extrem ausgeprägte Zeitdisziplin, die auf der Basis eines Konsenses aller Mitarbeiter kompromisslos umgesetzt wird.

Zwischen den beiden Formen existiert eine ganze Reihe von Mischformen, in denen das für ein optimiertes Zeitmanagement wichtige Führungsklima teilweise eingeschränkt ist. Das Ergebnis einer Studie des Autors, in der die in Praxisanalysen geäußerten Meinungen von mehr als 7.000 Praxismitarbeitern zum Führungsklima in ihren Praxen erfasst wurden, zeigt die Gründe:

Fehlende Zieltransparenz

58% der Mitarbeiter geben an, nicht genau zu wissen, was ihr/ihre Praxisinhaber im Detail von ihnen erwarten. Sie haben keine klaren Kriterien oder eindeutige Indikatoren, die Ihnen eine Orientierung darüber geben, was in den Augen der Praxisinhaber „gute Arbeit" bedeutet. Von den übrigen 37% gibt die Hälfte an, solche Fixpunkte zu besitzen, deren Interpretation jedoch häufig wechselt (z.B. nach Tagesform). Die Folge: Missverständnisse, Ärger und Frustration auf beiden Seiten.

Scheindelegation

71% der Mitarbeiter beklagen – in unterschiedlichem Ausmaß –, dass zwar Aufgaben zur eigenständigen Erledigung übergeben werden, aber nur geringe oder keine Möglichkeiten bestehen, wirklich eigenständig zu arbeiten. Der Grund: Die Praxisinhaber erkundigen sich in kurzen Abständen nach dem Fortgang der Dinge und nehmen kleine Veränderungen der Beauftragung vor. Hierdurch wandeln sich die initial delegierten Aufgaben zunehmend in Anweisungen. Das Resultat: Die Mitarbeiter verrichten ihre Arbeit als „Dienst nach Vorschrift", da keine Aussicht auf Eigeninitiative besteht, und die

Ärzte fühlen sich in ihrem Gefühl bestärkt, dass sie wirklich fast alles selbst machen müssen.

Führung im Vorübergehen

In nur 27% der untersuchten Praxen werden regelmäßig Zielvereinbarungen geschlossen und Führungsgespräche geführt. Ansonsten verstehen die Praxisinhaber Führung als Lob und Tadel, die auf dem Gang oder in einem kurzen Kontakt im Besprechungszimmer ausgesprochen werden. Das Ergebnis: Zwischen Ärzten und Mitarbeitern entsteht kein offenes Kooperationsklima, da viele kleine Dinge, die in einem Zweiergespräch sachlich geklärt werden könnten, unausgesprochen bleiben und emotionalisiert eskalieren, wenn sich „genügend angesammelt hat".

Kreativitäts- und Innovationshemmung

Nicht zuletzt fehlte es in zwei Dritteln der Praxen an Instrumenten wie Vorschlagswesen oder Honorierungen überdurchschnittlicher Leistungen. Vielen Mitarbeitern kommt es deshalb gar nicht erst in den Sinn, die Praxisarbeit mit eigenen Ideen und Initiativen weiterzuentwickeln oder zu verbessern. Das Ergebnis: Gute Ideen und Anregungen, die direkt aus der unmittelbaren organisatorisch-patientenbetreuenden Arbeit resultieren, kommen nicht zur Anwendung.

Aber selbst, wenn der Führungsstil optimiert ist, kommt immer noch durch eine falsche Regelung und Koordination des praxisinternen Informationsflusses jede Menge „Sand ins Getriebe". Koordination bedeutet, dass der Austausch von Informationen, die für das Zeitmanagement wichtig sind, nicht „zwischen Tür und Angel" oder als „Kurz-Zuruf" erfolgt, sondern institutionalisiert wird. Das hierfür einsetzbare Instrument ist die Praxisbesprechung. Tatsächlich ist die Anzahl der Praxen, in denen Praxisbesprechungen durchgeführt werden, mit 67% sehr hoch. Allerdings finden nur in 24% der Praxen diese Besprechungen auch regelmäßig statt und die Ergebnisse werden mit handlungsrelevanten Protokollen dokumentiert. Für die übrigen Besprechungen gilt – aus Sicht der Mitarbeiter – Monolog statt Diskussion und wenig Ergebnisse. Die Konsequenz: Der praxisinterne Kommunikationsfluss ist erheblich gestört. Ebenso fehlt in fast allen Praxen das Zeitmanagement als fester Besprechungspunkt auf der Agenda.

Dient die Praxisbesprechung dazu, grundlegende Aspekte des Praxismanagements zu besprechen, ist für jeden Arbeitstag eine eigene Koordination des Ablaufs notwendig, um so den tagesspezifischen Besonderheiten gerecht werden zu können. Das Instrument hierfür ist die morgendliche Team-Kurzbesprechung, die nur wenige Minuten zu dauern braucht, aber weit reichende – positive – Effekte für das Tages-Zeitmanagement hat. In manchen Praxen wird auch nach Praxisschluss noch eine abschließende Manöverkritik durchgeführt. Der „Nebeneffekt" der Anwendung dieser Zeitmanagement-Instrumente: Teamgeist, Verantwortungsbereitschaft und Engagement werden aktiviert.

> **Zeitmanagement-Prinzip 7:**
> **Zeitmanagement und interne**
> **Kommunikation: das F-I-T-Prinzip**
> **(Führung optimieren –**
> **Informationsfluss organisieren –**
> **Tagesabläufe koordinieren)**
> **Beitrag zur Zeiteinsparung: ca. 7%**

Die Vorteile des F-I-T-Prinzips:
- schneller und reibungsloser Arbeitsfluss,
- hohe Flexibilität, auch in Ausnahmesituationen,
- kontinuierliche Weiterentwicklung der Praxisprozesse,
- optimierte Leistungsqualität.

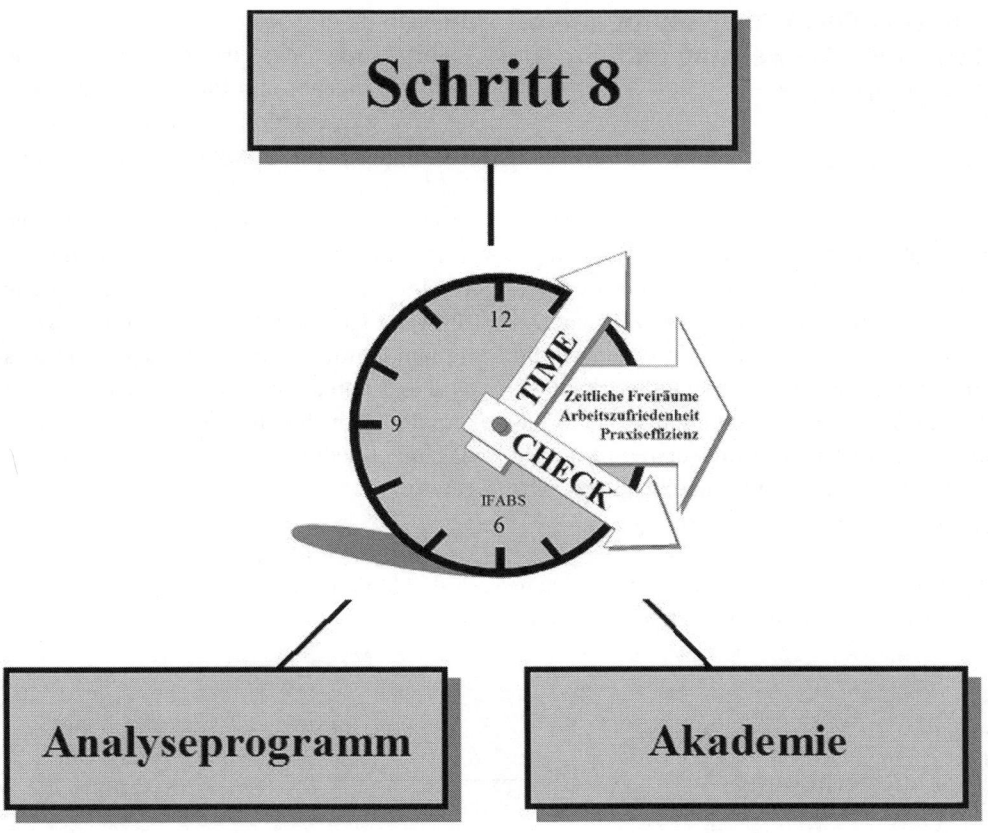

Auswertung und
Optimierung

Zeitmanagement
unterstützen durch
Arbeitsplatz-
organisation:
das S-O-S-Prinzip

3.8 *TimeCheck*-Analyseprogramm: Schritt 8 – Auswertung und Optimierung

3.8.1 Vorgehen

Gratulation! Sie und Ihre Mitarbeiter haben die Dokumentationsphase erfolgreich abgewickelt. Nun geht es darum, die gesammelten Informationen zu Ihrem Zeitmanagement, die Sie im Hinblick auf Ihre persönliche Arbeitsorganisation und in Bezug auf die Praxisorganisation zusammengetragen haben, detailliert zu untersuchen und die Maßnahmen zur Optimierung Ihres Zeitmanagements zu entwickeln.

Eine wichtige Information vorweg: Diese Analyse lässt sich nur eingeschränkt standardisieren, da die Ziele der Praxisinhaber, die Fachrichtung, das daraus resultierende Leistungsangebot und die darauf aufbauende Praxisorganisation sowie die sonstigen Bedingungen der Praxisarbeit (Personalqualität) etc. sehr unterschiedlich sind. Sie finden deshalb im Folgenden eine Struktur, die Ihnen hilft, Ihre Informationssammlung zu systematisieren und die grundsätzliche Hinweise gibt, welche Analysepunkte wichtig sein könnten. Innerhalb dieses Rahmens wird es Ihnen dann leicht möglich sein, Ihre individuellen Vorstellungen und Zeitmanagement-Bedingungen in Einklang zu bringen.

Der Analyse- und Optimierungsprozess läuft in drei Stufen ab:

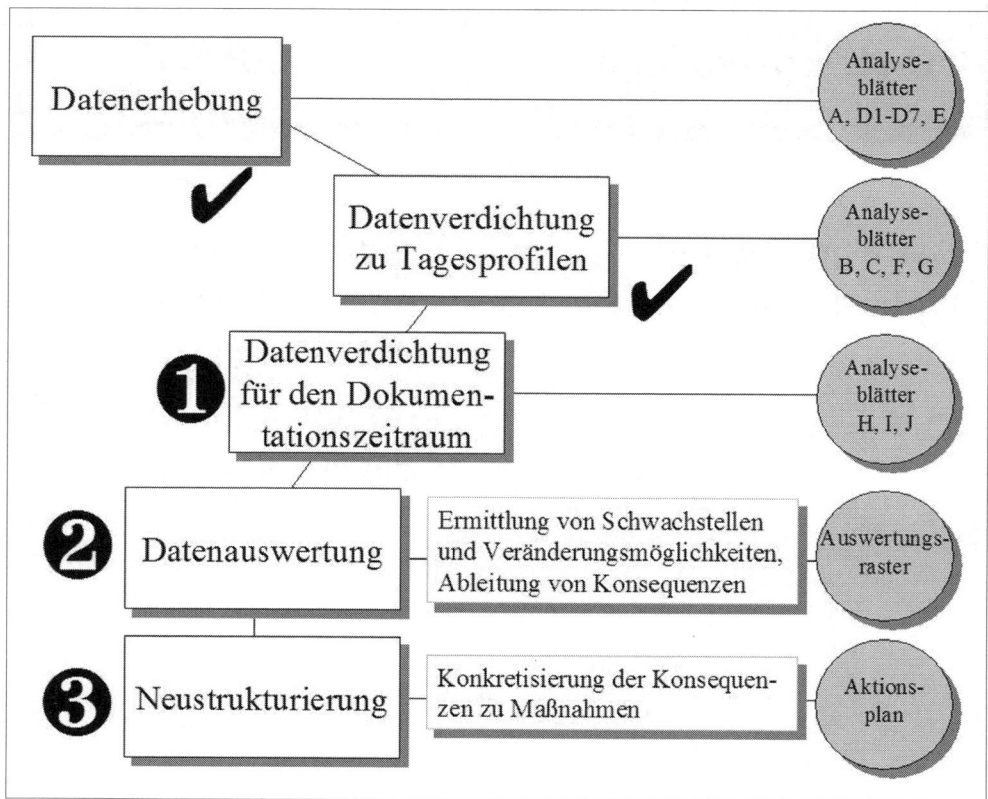

Abb. 3.28: Der Analyse- und Optimierungsprozess im Überblick

Zunächst lernen Sie die *TimeCheck*-Analyseblätter H, I und J kennen, mit deren Hilfe Sie die gesammelten Informationen in einer übersichtlichen Gesamtschau zusammenfassen. Anschließend erfahren Sie, wie Sie mit Hilfe des *TimeCheck*-Analyserasters Schwachstellen Ihres Zeitmanagements bzw. Veränderungsmöglichkeiten identifizieren und hieraus Konsequenzen für Ihren zukünftigen Umgang mit der Ressource „Zeit" ableiten. Zuletzt werden Sie mit Hilfe des *TimeCheck*-Aktionsplans in die Lage versetzt, die Neustrukturierung Ihres Zeitmanagements zu konkretisieren.

3.8.1.1 Datenverdichtung mit Hilfe der *TimeCheck*-Analyseblätter H, I und J

ANALYSEBLATT „H"/Teil 1   Arbeits- und Praxisorganisation

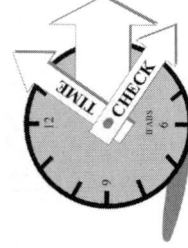

(S1) Untersuchungsbereich		(S2) Montag	(S3) Dienstag	(S4) Mittwoch	(S5) Donnerstag	(S6) Freitag	(S7) Durchschnitt für den Dokumentations-zeitraum
Arbeits-zeit	(1) Gesamtdauer der Arbeitszeit						
	(2a) Gesamtdauer der Aktivitäten im Bereich „Patienten"						
	(2b) Gesamtzahl der Aktivitäten im Bereich „Patienten"						
	(3a) Gesamtdauer der Aktivitäten im Bereich „Persönlich"						
	(3b) Gesamtzahl der Aktivitäten im Bereich „Persönlich"						
	(4a) Gesamtdauer der Aktivitäten im Bereich „Personal"						
	(4b) Gesamtzahl der Aktivitäten im Bereich „Personal"						
	(5a) Gesamtdauer der Aktivitäten im Bereich „Praxis"						
	(5b) Gesamtzahl der Aktivitäten im Bereich „Praxis"						

ANALYSEBLATT „H"/Teil 2 — Arbeits- und Praxisorganisation

(S1) Untersuchungsbereich	(S2) Montag	(S3) Dienstag	(S4) Mittwoch	(S5) Donnerstag	(S6) Freitag	(S7) Durchschnitt für den Dokumentationszeitraum
(6) Gesamtzahl aller Patienten						
(7) Gesamtzahl der Patienten mit Termin						
(8) Gesamtzahl der Patienten ohne Termin						
(9) Gesamtzahl termintreuer Patienten						
(10) Gesamtzahl der zu früh erschienenen Patienten						
(11) Durchschnittliche Zeit des zu frühen Erscheinens						
(12) Gesamtzahl der zu spät erschienenen Patienten						
(13) Durchschnittliche Zeit der Verspätung						

Bestellsystem

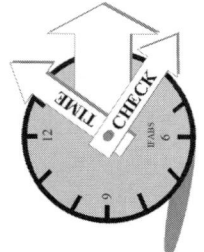

ANALYSEBLATT „H"/Teil 3

Arbeits- und Praxisorganisation

(S1) Untersuchungsbereich		(S2) Montag	(S3) Dienstag	(S4) Mittwoch	(S5) Donnerstag	(S6) Freitag	(S7) Durchschnitt für den Dokumentationszeitraum
Wartezeit	(14) Durchschnittliche Wartezeit im Wartezimmer						
	(15) Durchschnittliche Wartezeit in Unters.- / Beh.-Räumen						
	(16) Durchschnittliche Gesamtwartezeit						
Behandlung	(17) Durchschnittliche Dauer des Arztkontaktes						
	(18) Durchschnittliche Dauer Unters. / Beh. ohne Arzt						
	(19) Durchschnittliche Gesamtbehandlungszeit						
	(20) Durchschnittliche Gesamtaufenthaltsdauer						

Bewertungsschema Praxisorganisation

Bewertungsintervall	Meine Punktzahl
0 bis 130 Punkte	
131 bis 315 Punkte	
Über 315 Punkte	

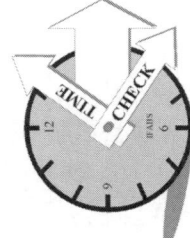

Motivation und Leistungskurve

ANALYSEBLATT „I"/Teil 1

Tabelle 1 (1)	Uhrzeit:	Uhrzeit:	Uhrzeit:	Uhrzeit:	Uhrzeit:	Uhrzeit:	Uhrzeit:	Uhrzeit:	Uhrzeit:	Uhrzeit:	Uhrzeit:	Uhrzeit::
						Beobachtungszeitpunkte						
(2) Montag												
(3) Dienstag												
(4) Mittwoch												
(5) Donnerstag												
(6) Freitag												
(7) Durchschnitt												

ANALYSEBLATT „I"/Teil 2

Motivation und Leistungskurve

Beobachtungszeitpunkte

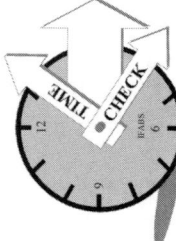

Tabelle 2	Uhrzeit:	Uhrzeit:	Uhrzeit:	Uhrzeit:	Uhrzeit:	Uhrzeit:	Uhrzeit:	Uhrzeit:	Uhrzeit:	Uhrzeit:	Uhrzeit:	Uhrzeit:	Uhrzeit::
+5													
+4													
+3													
+2													
+1													
0													
−1													
−2													
−3													
−4													
−5													

ANALYSEBLATT „I"/Teil 3

Motivation und Leistungskurve

Tabelle 3	(S1) Diese Arbeiten waren mir heute sehr unangenehm bzw. lästig/ bei diesen Aufgaben habe ich mich sehr geärgert:	(S2) Diese Arbeiten haben mir heute die größte Freude bereitet/den größten Spaß gemacht:	(S3) Tages-note
(1) Montag			
(2) Dienstag			
(3) Mittwoch			
(4) Donnerstag			
(5) Freitag			
			(6) Durchschnitt

ANALYSEBLATT „J"

Störungen/Seite 1

Tabelle 1

	(S2) Montag	(S3) Dienstag	(S4) Mittwoch	(S5) Donnerstag	(S6) Freitag	(S7) Durchschnitt für den Dokumentationszeitraum
(1) Anzahl der Störungen						
(2) Gesamtdauer der Störungen						
(3) Durchschnittliche Störungsdauer						

Tabelle 2

Tageszeiten (Stunden)

(1)	Von - bis	Von - bis	Von - bis	Von - bis	Von - bis	Von - bis	Von - bis	Von - bis	Von - bis	Von - bis	Von - bis	
(2) Montag												
(3) Dienstag												
(4) Mittwoch												
(5) Donnerstag												
(6) Freitag												
(7) Durchschnitt												

Störungen/Seite 2

ANALYSEBLATT „J"

Tabelle 3

(S1) Störungsanlässe

(S2) Hauptstörungszeiten

(S3) Durchschnittliche Dauer

(S4) Am häufigsten mit der Störung verbundene Personen

Im *TimeCheck*-Analyseblatt H führen Sie alle Informationen zusammen, die
- Ihre Arbeitszeit,
- die Verteilung Ihrer Arbeitszeit auf die 4P-Bereiche,
- das Bestellsystem Ihrer Praxis sowie
- die Warte- und Behandlungszeiten

betreffen.

Das *TimeCheck*-Analyseblatt I ermöglicht Ihnen,
- Ihre persönliche Leistungskurve zu bestimmen,
- eine Plus-Minus-Bilanz Ihrer Arbeitszufriedenheit zu erstellen und

- den Verlauf Ihrer Arbeitsmotivation zu beobachten.

Das *TimeCheck*-Analyseblatt J stellt Ihnen alle Informationen zum Themenbereich „Störungen" zusammen:

Gehen Sie zur Datenverdichtung wie folgt vor:

(1) Übertragen Sie zunächst alle Angaben der *TimeCheck*-Analyseblätter B und E in die Formulare H, I und J. Der Übertrag erfolgt nach folgenden Schemata:

Tab. 3.12: Übertrag von *TimeCheck*-Analyseblatt E in das Analyseblatt H

TimeCheck-Analyseblatt E ⮑	*TimeCheck*-Analyseblatt H
↓ Teil 3 ↓ Tagesauswertung ⮑ → Summe S4 (Gesamt)	• Teil 1 • Zeile 1 in das Feld des entsprechenden Wochentages
↓ Teil 3 ↓ Tagesauswertung ⮑ → Summen S4a bis S4d	• Teil 1 • Zeilen 2a bis 5a in das Feld des entsprechenden Wochentages
↓ Teil 3 ↓ Tagesauswertung ⮑ → Summen S5a bis S5d	• Teil 1 • Zeilen 2b bis 5b in das Feld des entsprechenden Wochentages

Tab. 3.13: Übertrag von *TimeCheck*-Analyseblatt E in das Analyseblatt I

TimeCheck-Analyseblatt E ⮑	*TimeCheck*-Analyseblatt I
↓ Teil 1 → Angaben der Zeilen 1a und 1b ⮑	• Teil 1 • Zeilen 1 bis 5
↓ Teil 3 → Angaben der Zeilen 7 und 8 ⮑	• Teil 3 • Spalten S1 und S2, in der jeweils zugehörigen Zeile
↓ Teil 3 → Angaben des Felds 9 ⮑	• Teil 3 • Spalte S3, in der jeweils zugehörigen Zeile

Tab. 3.14: Übertrag von *TimeCheck*-Analyseblatt E in das Analyseblatt J

TimeCheck-Analyseblatt E	⮑	*TimeCheck*-Analyseblatt J
↓ Teil 3 ↓ Tagesauswertung → Summe S6a	⮑	• Teil 1 • Tabelle 1 • Zeile 1, in die jeweils zugehörige Tagesspalte
↓ Teil 3 ↓ Tagesauswertung → Summe S6d	⮑	• Teil 1 • Tabelle 1 • Zeile 2, in die jeweils zugehörige Tagesspalte
↓ Teil 3 ↓ Tagesauswertung → Wert S6e	⮑	• Teil 1 • Tabelle 1 • Zeile 3, in die jeweils zugehörige Tagesspalte
↓ Teil 3 → Zählen Sie aus, wie viele Störungen pro Stunde Sie aufgezeichnet haben.	⮑	• Teil 1 • Tabelle 2 • Zeile 1: Tragen Sie hier die Stundenangaben ein. • Zeilen 2 bis 6: Tragen Sie hier die jeweiligen absoluten Werte ein.
↓ Teil 1 und 2 → Angaben der Spalte 6b	⮑	• Teil 2 • Tabelle 3 • Fassen Sie gleichartige Störungsanlässe unter einem Oberbegriff zusammen und tragen Sie diese in Spalte S1 ein.
↓ Teil 1 und 2 → Angaben der Spalte 6a	⮑	• Teil 2 • Tabelle 3 • Identifizieren Sie je Störungsanlass mögliche Schwerpunktzeiten Ihrer Störungen und tragen Sie diese in Spalte S2 ein.
↓ Teil 1 und 2 → Angaben der Spalte 6d	⮑	• Teil 2 • Tabelle 3 • Berechnen Sie für jeden in Spalte S1 aufgeführten Störungsanlass die durchschnittliche Dauer und tragen Sie diese in Spalte S3 ein.
↓ Teil 1 und 2 → Angaben der Spalte 6c	⮑	• Teil 2 • Tabelle 3 • Identifizieren Sie für jeden in Spalte S1 aufgeführten Störungsanlass die am häufigsten hiermit verbundene Person.

Tab. 3.15: Übertrag von *TimeCheck*-Analyseblatt B in das Analyseblatt H

TimeCheck-Analyseblatt B	⮌	*TimeCheck*-Analyseblatt H
↓ Teil 2 → Wert S1	⮌	• Teil 2 • Zeile 6 in die jeweilige Tagesspalte S2 bis S6
↓ Teil 2 → Summenwert S3	⮌	• Teil 2 • Zeile 7 in die jeweilige Tagesspalte S2 bis S6
↓ Teil 2 → Summenwert S4	⮌	• Teil 2 • Zeile 8 in die jeweilige Tagesspalte S2 bis S6
↓ Teil 2 → Summenwert S5	⮌	• Teil 2 • Zeile 9 in die jeweilige Tagesspalte S2 bis S6
↓ Teil 2 → Summenwert S6a	⮌	• Teil 2 • Zeile 10 in die jeweilige Tagesspalte S2 bis S6
↓ Teil 2 → Summenwert S6c	⮌	• Teil 2 • Zeile 11 in die jeweilige Tagesspalte S2 bis S6
↓ Teil 2 → Summenwert S7a	⮌	• Teil 2 • Zeile 12 in die jeweilige Tagesspalte S2 bis S6
↓ Teil 2 → Summenwert S7c	⮌	• Teil 2 • Zeile 13 in die jeweilige Tagesspalte S2 bis S6
↓ Teil 2 → Summenwert S8a	⮌	• Teil 3 • Zeile 14 in die jeweilige Tagesspalte S2 bis S6
↓ Teil 2 → Summenwert S9a	⮌	• Teil 3 • Zeile 15 in die jeweilige Tagesspalte S2 bis S6
↓ Teil 2 → Summenwert S10a	⮌	• Teil 3 • Zeile 16 in die jeweilige Tagesspalte S2 bis S6
↓ Teil 2 → Summenwert S11a	⮌	• Teil 3 • Zeile 17 in die jeweilige Tagesspalte S2 bis S6
↓ Teil 2 → Summenwert S12a	⮌	• Teil 3 • Zeile 18 in die jeweilige Tagesspalte S2 bis S6
↓ Teil 2 → Summenwert S13a	⮌	• Teil 3 • Zeile 19 in die jeweilige Tagesspalte S2 bis S6
↓ Teil 2 → Summenwert S14a	⮌	• Teil 3 • Zeile 20 in die jeweilige Tagesspalte S2 bis S6

(2) Berechnen Sie dann für jede Zeile im *TimeCheck*-Analyseblatt H den Durchschnittswert für den Dokumentationszeitraum und tragen Sie ihn in die entsprechenden Felder von Spalte S7 ein.

(3) Berechnen Sie für jede Spalte in der Tabelle aus *TimeCheck*-Analyseblatt I/Teil 1 den Durchschnittswert und tragen Sie diesen in Zeile 7 ein. Übertragen Sie anschließend diese Werte aus Zeile 7 in das Diagramm von Analyseblatt J Teil 2/Tabelle 2.

(4) Berechnen Sie in *TimeCheck*-Analyseblatt I/Teil 3 den Durchschnittswert Ihrer Tagesnoten und tragen Sie das Ergebnis in Zeile 6 ein.

(5) Mit Hilfe der Angaben zum Umfang des angestrebten Zeiteinsparvolumens (Ziel-

Arbeitszeit im Vergleich zur berechneten Ist-Arbeitszeit, *TimeCheck*-Analyseblatt D7 ➲ *TimeCheck*-Analyseblatt H, Teil 1, Zeile 1, Feld S7) und zu Ihrer Arbeitsmotivation (Durchschnitt der Tagesnoten, *TimeCheck*-Analyseblatt I, Teil 3, Wert in Zeile 6) lässt sich zunächst bestimmen, was für ein „Zeitmanagement-Typ" Sie sind (vgl. Abb. 3.28).

Grundsätzlich kann zwischen Praxisinhabern unterschieden werden, die auf einem hohen Motivationsniveau die Korrektur ihres Zeitmanagements als sachlichen Prozess betrachten, durch den sie selbst und ihre Praxis noch besser werden (Stichwort „Spitzenleistung") oder mit dessen Hilfe sie den letzten Schritt zur Perfektion vollziehen und solchen, für die das Zeitmanagement einen existentiellen Stellenwert hat. Mit sei-

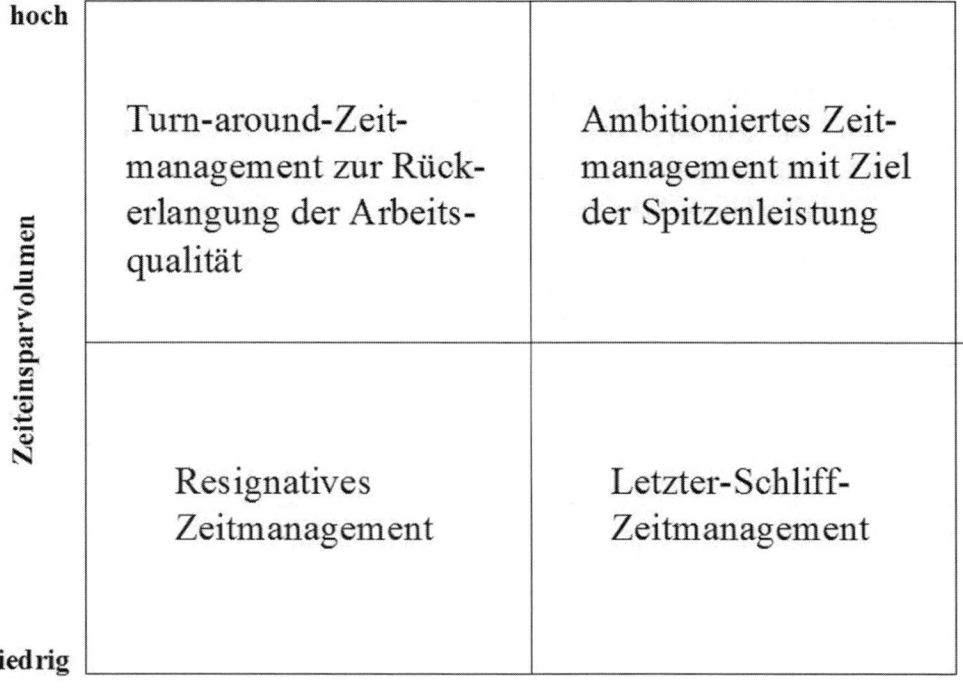

Abb. 3.29: Zeitmanagement-Portfolio

ner Optimierung möchten sie häufig das Gefühl zurückerlangen, das sie bei der Praxisgründung und in der ersten Zeit danach hatten.

Das Problem: Je nachdem, wie weit Resignation oder Frustration fortgeschritten sind, kann der Blick für die Veränderungsmöglichkeiten verstellt sein („Das klappt ja doch nicht."). In vielen Fällen reicht aber bereits die Bewusstmachung dieser Zusammenhänge aus, die ermittelten Lösungen weitgehend objektiv zu bewerten.

(6) Wenn Sie nun einen Blick auf die Zusammenstellung Ihrer Daten werfen, geht es Ihnen vielleicht so wie Dr. Bertram (vgl. Abb.3.30). Je nachdem, wie Ihre Zielformulierung für Ihr Zeitmanagement aussieht und wo Ihre wirklichen Probleme dabei lie-

gen, ergeben sich bereits an dieser Stelle der Analyse die notwendigen Anhaltspunkte, Ihre Arbeit zu optimieren.

(7) Möchten Sie jedoch möglichst alle Veränderungsoptionen wahrnehmen oder sollten die Probleme Ihres Zeitmanagements nicht unmittelbar „auf der Hand liegen", sollten Sie das folgende *TimeCheck*-Analyseraster verwenden, das Ihnen hilft, Ihre individuelle Problemanalyse durchzuführen.

3.8.1.2 Datenauswertung mit dem *TimeCheck*-Analyseraster

Die Rasterblätter sind so angelegt, dass jeweils auf der linken Seite Analysefragestellungen aufgeführt sind, die auf Probleme ausgerichtet sind, die sich in den meisten

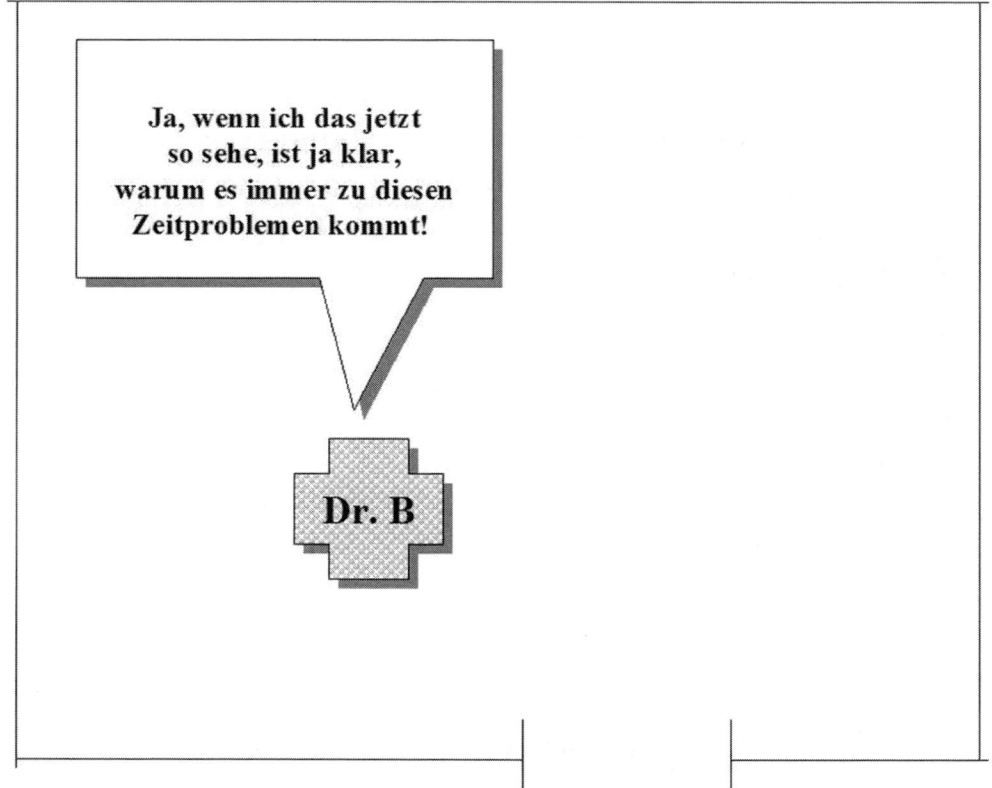

Abb. 3.30: Praxisszene

Praxen finden. Diese können Sie durch weitere Punkte, die Ihre praxisspezifischen Besonderheiten ausmachen, ergänzen. Tragen Sie jeweils auf der rechten Seite Ihre Analyseergebnisse ein und vermerken Sie zum Abschluss immer, welche Konsequenzen sich aus Ihrer Analyse ergeben.

Berücksichtigen Sie bei allen Analyseauswertungen stets die Ziele, die Sie in den *TimeCheck*-Analyseblättern D1 bis D7 formuliert haben.

Für ergänzende oder neue Analysefragen ist zum Ende des Rasters ein Blankoblatt eingefügt, das verwendet werden kann.

Abb. 3.31: *TimeCheck*-Analyseraster (folgt auf den folgenden Seiten)

Analyse-Optionen

Arbeitszeit

Mein Analyse-Ergebnis

☐ In welcher Relation stehen Ihr Arbeitszeit-Ziel und Ihre tatsächliche Arbeitszeit zueinander?
(*TimeCheck*- Analyseblatt D7 ➔ *TimeCheck*- Analyseblatt H)

● Ziel-Arbeitszeit liegt zwischen 0 und 30% unter der Ist-Arbeits-Zeit: eine realistische Zielsetzung

● Ziel-Arbeitszeit liegt bei 31% und mehr über der Ist-Arbeits-Zeit: eine eher unrealistische Zielsetzung, Anpassung

Konsequenzen (Was muss verändert werden?):

Analyse-Optionen	Arbeitszeit	Mein Analyse-Ergebnis

☐ In welcher Relation stehen Ihre Zielgrößen für die 4P-Bereiche zu Ihrer tatsächlichen Zeitverteilung auf diese Bereiche?
(*TimeCheck*-Analyseblatt D7 ↻ *TimeCheck*-Analyseblatt H, Teil 1, Zeilen 2a - 5a, Feld S7)

● Hoher Ist-Ziel-Anpassungsbedarf in allen Bereichen:
Die komplette Struktur Ihres Zeitmanagements muss überarbeitet werden.

● Hoher Ist-Ziel-Anpassungsbedarf in einzelnen Bereichen:
Konzentration auf die betroffenen 4P-Bereiche.

● Niedriger Ist-Ziel-Anpassungsbedarf in einzelnen/allen Bereichen:
Konzentration auf die Untersuchung der Praxisorganisation

Konsequenzen (Was muss verändert werden?):

Analyse-Optionen

Arbeitszeit

Mein Analyse-Ergebnis

☐ In welchem Verhältnis steht die durchschnittliche Häufigkeit der Aktivitäten im 4P-Bereich „Patienten" zu ihrer jeweiligen durchschnittlichen Dauer?
(*TimeCheck*-Analyseblatt H)

Konsequenzen (Was muss verändert werden?):

Analyse-Optionen

☐ In welchem Verhältnis steht die durchschnittliche Häufigkeit der Aktivitäten im 4P-Bereich „Persönlich" zu ihrer jeweiligen durchschnittlichen Dauer?
(*TimeCheck*-Analyseblatt H)

Arbeitszeit

Mein Analyse-Ergebnis

Konsequenzen (Was muss verändert werden?):

Analyse-Optionen

Arbeitszeit

Mein Analyse-Ergebnis

☐ In welchem Verhältnis steht die durchschnittliche Häufigkeit der Aktivitäten im 4P-Bereich „Personal" zu ihrer jeweiligen durchschnittlichen Dauer?
(*TimeCheck*-Analyseblatt H)

Konsequenzen (Was muss verändert werden?):

Analyse-Optionen

Arbeitszeit

Mein Analyse-Ergebnis

☐ In welchem Verhältnis steht die durchschnittliche Häufigkeit der Aktivitäten im 4P-Bereich „Praxis" zu ihrer jeweiligen durchschnittlichen Dauer?
(*TimeCheck*-Analyseblatt H)

Konsequenzen (Was muss verändert werden?):

Analyse-Optionen

Arbeitszeit

Mein Analyse-Ergebnis

☐ Wie viel Zeit verlieren Sie durch Störungen? (*TimeCheck*-Analyseblatt J)

● Was sind die Hauptgründe für Störungen?

● Gibt es ein bestimmtes Muster für Störungen (z.B. Tage, Tageszeiten etc.)?

● Hängen Störungen mit bestimmten Praxisvorgängen zusammen (Pausen der Mitarbeiter, Anzahl der Patienten etc.)?

● Wie können sie ausgeschaltet werden?

Konsequenzen (Was muss verändert werden?):

Arbeitszeit

Analyse-Optionen

☐ Welche Personen stören Sie am häufigsten?
(*TimeCheck*-Analyseblatt J)

● Aus welchem Grund/welchen Gründen?

● Wie können die Störungen unterbunden werden?

● Wie kann den störenden Personen die Tragweite ihres Handelns am besten verdeutlicht werden?

Mein Analyse-Ergebnis

Konsequenzen (Was muss verändert werden?):

Analyse-Optionen

Arbeitszeit

Mein Analyse-Ergebnis

☐ Welche Arbeiten müssten Sie ohne Störungen erledigen, können dies aber nicht?

● Wegen welcher Anlässe werden Sie gestört?

● Durch welche Personen werden Sie gestört?

● Was müsste verändert werden, um ungestört arbeiten zu können?

Konsequenzen (Was muss verändert werden?):

Analyse-Optionen

Arbeitsaufgaben

Mein Analyse-Ergebnis

☐ Zu welchem/welchen 4-Bereichen gehören die Arbeitsaufgaben, die Ihnen besonderen Spaß machen? (*TimeCheck*-Analyseblatt I)

● Warum machen Ihnen diese Aufgaben besonderen Spaß?

● Ist es möglich, den Anteil dieser Arbeitsaufgaben zu erhöhen?

● Ist es möglich, die positive Emotion auch auf andere Aufgaben zu übertragen?

Konsequenzen (Was muss verändert werden?):

Mein Analyse-Ergebnis

Arbeitsaufgaben

Analyse-Optionen

☐ Zu welchem/welchen 4-Bereichen gehören die Arbeits-aufgaben, die sehr unangenehm bzw. lästig waren/bei denen Sie sich sehr geärgert haben?
(*TimeCheck*-Analyseblatt I)

● Warum machen Ihnen diese Aufgaben keinen Spaß?

● Ist es möglich, den Anteil dieser Arbeitsaufgaben zu senken?

Konsequenzen (Was muss verändert werden?):

Analyse-Optionen

☐ Wie stellt sich das Verhältnis von A-, B- und C-Aufgaben im Bereich „Patienten" dar?
(TimeCheck-Analyseblatt F)

● Im Hinblick auf den Zeitaufwand (Durchschnittsdauer):

● Im Hinblick auf die Anzahl der Aufgaben:

Arbeitsaufgaben

Mein Analyse-Ergebnis

Konsequenzen (Was muss verändert werden?):

Analyse-Optionen

Arbeitsaufgaben

Mein Analyse-Ergebnis

☐ Wie stellt sich das Verhältnis von A-, B- und C-Aufgaben im Bereich „Persönlich" dar? (*TimeCheck*-Analyseblatt F)

● Im Hinblick auf den Zeitaufwand (Durchschnittsdauer):

● Im Hinblick auf die Anzahl der Aufgaben:

Konsequenzen (Was muss verändert werden?):

Analyse-Optionen	Arbeitsaufgaben	Mein Analyse-Ergebnis

☐ Wie stellt sich das Verhältnis von A-, B- und C-Aufgaben im Bereich „Personal" dar?
(*TimeCheck*-Analyseblatt F)

● Im Hinblick auf den Zeitaufwand (Durchschnittsdauer):

● Im Hinblick auf die Anzahl der Aufgaben:

Konsequenzen (Was muss verändert werden?):

Analyse-Optionen

Arbeitsaufgaben

Mein Analyse-Ergebnis

☐ Wie stellt sich das Verhältnis von A-, B- und C-Aufgaben im Bereich „Praxis" dar?
(*TimeCheck*-Analyseblatt F)

● Im Hinblick auf den Zeitaufwand (Durchschnittsdauer):

● Im Hinblick auf die Anzahl der Aufgaben:

Konsequenzen (Was muss verändert werden?):

Analyse-Optionen

Arbeitsaufgaben

Mein Analyse-Ergebnis

☐ Gibt es ein Verteilungsmuster für A-, B- und C-Aufgaben (Tage, Tageszeiten, Praxissituationen)?

☐ Gibt es Abfolgen von Arbeiten, die sehr produktiv sind?

☐ Gibt es Abfolgen, die unproduktiv sind?

☐ Müssen Sie alle Aufgaben, die Sie erledigen, unbedingt selbst erledigen?
  ● Wenn nein, an wen sind Sie delegierbar?

☐ Lassen sich gleichartige Aufgaben bündeln (z.B. Telefonate, Korrespondenz etc.)?
  ● Wenn ja, wie und wann?

☐ Erhalten Sie häufig Telefonanrufe von Patienten?
  ● Lassen sich diese zu einer Telefonsprechstunde zusammenfassen?

Konsequenzen (Was muss verändert werden?):

Arbeitsaufgaben und Arbeitszeit

Analyse-Optionen	Mein Analyse-Ergebnis

Analyse-Optionen

☐ Wie sieht Ihr persönlicher Arbeitsstil aus?
- Immer vollständige Erledigung einer Arbeit, ehe die nächste beginnt?

- Abbruch bzw. Verschiebung einer Arbeit, sobald eine neue Aufgabe auf Sie zukommt?

☐ Benötigen Sie für gleiche Arbeiten sehr unterschiedlich lange Zeiten?
- Wenn ja, aus welchem Grund/welchen Gründen?

☐ Ist Ihr Arbeitsstil durch Abwechslung oder Monotonie gekennzeichnet?

☐ Wenn Sie nach Praxisschluss arbeiten, welche Aufgaben erledigen Sie dann?
- Warum konnten Sie diese Aufgaben während des Tages nicht erledigen?

- Lassen sich die Gründe, die dazu führen, dass Sie bestimmte Aufgaben nicht während der Arbeitszeit erledigen, beseitigen?

Mein Analyse-Ergebnis

Konsequenzen (Was muss verändert werden?):

Arbeitsaufgaben und Arbeitszeit

Analyse-Optionen

☐ Wenn Sie nach Praxisschluss arbeiten, welche Aufgaben erledigen Sie dann?

● Warum konnten Sie diese Aufgaben nicht während des Tages erledigen?

● Lassen sich die Gründe, die dazu führen, dass Sie bestimmte Aufgaben nicht während der Arbeitszeit erledigen, beseitigen?

Mein Analyse-Ergebnis

Konsequenzen (Was muss verändert werden?):

Mein Analyse-Ergebnis

Arbeitskraft

Analyse-Optionen

☐ Teilen Sie Ihre Arbeitsaufgaben weitgehend Ihrer Leistungskurve entsprechend ein?
● Wenn nicht, wie müssten Sie Ihre Aufgaben neu planen?

☐ Wie steht es um Ihre Arbeitsmotivation?
● 1-2 Hoch
● 3-4 Mittel
● 5-6 Niedrig
● Welche Gründe sind für eine mittlere oder niedrige
Arbeitsmotivation verantwortlich?

Konsequenzen (Was muss verändert werden?):

Arbeitsaufgaben, Arbeitszeit und Arbeitskraft

Analyse-Optionen

□ Wie stellt sich das Verhältnis von Arbeitsaufgaben, Arbeitszeit und Arbeitskraft im Bereich „Patienten" dar?

● Anzahl der Aufgaben: hoch, mittel oder niedrig?

● Aufwand an Zeit: hoch, mittel oder niedrig?

● Einsatz/Engagement: hoch, mittel oder niedrig?

Mein Analyse-Ergebnis

Konsequenzen (Was muss verändert werden?):

Analyse-Optionen

Arbeitsaufgaben, Arbeitszeit und Arbeitskraft

Mein Analyse-Ergebnis

☐ Wie stellt sich das Verhältnis von Arbeitsaufgaben, Arbeitszeit und Arbeitskraft im Bereich „Persönlich" dar?

● Anzahl der Aufgaben: hoch, mittel oder niedrig?

● Aufwand an Zeit: hoch, mittel oder niedrig?

● Einsatz/Engagement: hoch, mittel oder niedrig?

Konsequenzen (Was muss verändert werden?):

Analyse-Optionen

Arbeitsaufgaben, Arbeitszeit und Arbeitskraft

☐ Wie stellt sich das Verhältnis von Arbeitsaufgaben, Arbeitszeit und Arbeitskraft im Bereich „Personal" dar?

● Anzahl der Aufgaben: hoch, mittel oder niedrig?

● Aufwand an Zeit: hoch, mittel oder niedrig?

● Einsatz/Engagement: hoch, mittel oder niedrig?

Mein Analyse-Ergebnis

Konsequenzen (Was muss verändert werden?):

Arbeitsaufgaben, Arbeitszeit und Arbeitskraft

Analyse-Optionen	Mein Analyse-Ergebnis
☐ Wie stellt sich das Verhältnis von Arbeitsaufgaben, Arbeitszeit und Arbeitskraft im Bereich „Praxis" dar?	
● Anzahl der Aufgaben: hoch, mittel oder niedrig?	
● Aufwand an Zeit: hoch, mittel oder niedrig?	
● Einsatz/Engagement: hoch, mittel oder niedrig?	Konsequenzen (Was muss verändert werden?):

Mein Analyse-Ergebnis

Arbeitsaufgaben, Arbeitszeit und Arbeitskraft

Konsequenzen (Was muss verändert werden?):

Analyse-Optionen

☐ Was geschieht in Ihrer Praxis während Ihrer Konsultationen?
(*TimeCheck*-Analyseblatt F ➲ *TimeCheck*-Analyseblatt G)

Analyse-Optionen	Strukturen und Prozesse	Mein Analyse-Ergebnis

☐ Bewertungsschema Praxisorganisation (*TimeCheck*-Analyseblatt H, Teil 3)
Die von Ihnen bewerteten Aussagen beschreiben die Bausteine der Praxisorganisation, wie sie sich in überdurchschnittlich erfolgreichen Praxen findet. Mit Ihren Angaben haben Sie somit ein Benchmarking, einen Vergleich, mit diesen Praxen durchgeführt.

● o bis 130 Punkte
Ihre Praxisorganisation ist – im Vergleich zu überdurchschnittlich erfolgreichen Arztpraxen – nur unterdurchschnittlich gut gestaltet. Sie verfügen damit über erhebliche Reserven zur Optimierung Ihres Zeitmanagements.
Was können Sie tun, um die mit „Nein" beantworteten Tatbestände zu verändern?

● 131 bis 315 Punkte
Ihre Praxisorganisation ist – im Vergleich zu überdurchschnittlich erfolgreichen Arztpraxen – durchschnittlich gut gestaltet. Sie verfügen damit noch über einige Reserven zur Optimierung Ihres Zeitmanagements.
Was können Sie tun, um die mit „Nein" beantworteten Tatbestände zu verändern?

● Über 315 Punkte
Ihre Praxisorganisation ist so gut wie die in überdurchschnittlich erfolgreichen Arztpraxen anzutreffenden Strukturen und Prozesse. Eine weitere Optimierung Ihres Zeitmanagements ist nicht möglich.

Konsequenzen (Was muss verändert werden?):

Analyse-Optionen	Ergebnis	Mein Analyse-Ergebnis

Patientenfrequenz

☐ Patientenfrequenz
- Stimmt die Anzahl der pro Stunde wartenden Patienten mit Ihrem Arbeitsrhythmus überein?
- Geben Sie Ihren Arbeitsrhythmus vor oder wird dieser durch Ihre Patienten bestimmt?
- Stimmt die Anzahl der pro Stunde wartenden Patienten mit Ihrer Leistungskurve überein?
- Wie ausgeprägt ist die Terminpünktlichkeit Ihrer Patienten?
- Lassen sich zu frühes Kommen und Verspätungen kalkulieren?
- Wie hoch ist die Anzahl unangemeldeter Patienten?
- Erfragen Ihre Mitarbeiter schon am Telefon den Praxisbesuchsgrund und schätzen die Aufenthaltsdauer ein?
- Werden die Patienten mit der geschätzten durchschnittlichen Aufenthaltszeit eingeplant?
- Gibt es genügend Pufferzeit zwischen den Terminen?

Konsequenzen (Was muss verändert werden?):

Analyse-Optionen	Ergebnis	Mein Analyse-Ergebnis

☐ Patientenfluss
- Stimmt das Verhältnis Wartezeit zu Behandlungszeit?
- Stimmt das Verhältnis Wartezeit zu Gesamtaufenthaltszeit?
- Stimmt das Verhältnis Behandlungszeit zu Gesamtaufenthaltszeit?
- Wie lange haben Patienten durchschnittlich gewartet, bis sie zu Ihnen kommen?
- Wenn Sie die Konsultation/Behandlung eines Patienten beginnen, wie viele Patienten warten dann bereits/noch?
- Variiert die Wartezeit stark nach Wochentagen?
- Variiert die Wartezeit stark nach Tageszeiten?
- Variiert die Behandlungszeit stark nach Wochentagen?
- Variiert die Behandlungszeit stark nach Tageszeiten?
- Wie verhält sich die Wartezeit von Patienten mit Termin zu Patienten ohne Termin?
- Wie verhält sich die Behandlungszeit von Patienten mit Termin zu denen ohne Termin?
- Warum kommen die Patienten ohne Termin?

Konsequenzen (Was muss verändert werden?):

Analyse-Optionen	Ergebnis	Mein Analyse-Ergebnis

Analyse-Optionen

☐ Patientenbetreuung

● Gibt es bestimmte Patiententypen (Krankheitsbild, Persönlichkeitsfaktoren), für deren Betreuung Sie besonders lange benötigen?

● Welchen Umsatzanteil erwirtschaften Sie mit diesen Patienten?

● Lohnt sich der zeitliche Aufwand in Relation zum Ergebnis?

● Gibt es bestimmte Patiententypen (Krankheitsbild, Persönlichkeitsfaktoren), für deren Betreuung Sie besonders wenig Zeit benötigen?

● Welchen Umsatzanteil erwirtschaften Sie mit diesen Patienten?

● Lassen sich Ihre Patientenkontakte in drei Klassen einteilen:

– Normalkontakte: ihre Dauer entspricht dem ermittelten Durchschnitts-Kontaktwert

– Langkontakte: sie sind deutlich länger als der ermittelte Durchschnitts-Kontaktwert

– Kurzkontakte: sie sind deutlich kürzer als der ermittelte Durchschnitts-Kontaktwert

● Lassen sich die Kontaktarten zu Tageszeiten bündeln?

Konsequenzen (Was muss verändert werden?):

Mein Analyse-Ergebnis

Konsequenzen (Was muss verändert werden?):

Analyse-Optionen

3.8.1.3 *TimeCheck*-Akademie:
Zeitmanagement unterstützen durch Arbeitsplatzorganisation: das S-O-S-Prinzip

Nicht zuletzt hängt die Qualität Ihres Zeitmanagements von einer ganzen Reihe von Punkten ab, die unter dem Oberbegriff „Arbeitsplatzorganisation" zusammenfassbar sind. Um diese „in den Griff" zu bekommen, können Sie auf das S-O-S-Prinzip zurückgreifen. Der Begriff steht für:

◢ **S** elbstorganisation
◢ **O** rdnung
◢ **S** uchzeiten-Minimierung.

Selbstorganisation
Die meisten Praxisinhaber verlieren im Rahmen ihrer administrativen Arbeiten viel Zeit durch eine falsche Vorgangsbearbeitung. Eingangspost lagert – mehr oder weniger geordnet – am Empfang oder im Sprechzimmer, ergänzt um weitere Unterlagenstapel für „Unentschiedenes", „Noch zu lesen" etc. Dieses Vorgehen des „Sammelns und Ablegens" ist im Übrigen nicht spezifisch für medizinische Praxen, sondern auch in anderen Wirtschaftsbranchen weit verbreitet. Die Folge: Mit der Höhe der Berge und der Alterung der Unterlagen wächst nicht nur das schlechte Gewissen, sondern auch der Frust darüber, dass man sich durchringen muss, die nie endende Flut anzugehen.

Doch das muss nicht so sein. Ein funktionierendes Vorgangsbearbeitungs-System und etwas Disziplin können hier leicht Abhilfe schaffen.

Die einfachste Version einer Vorgangsbearbeitung besteht darin, drei Vorgangs-

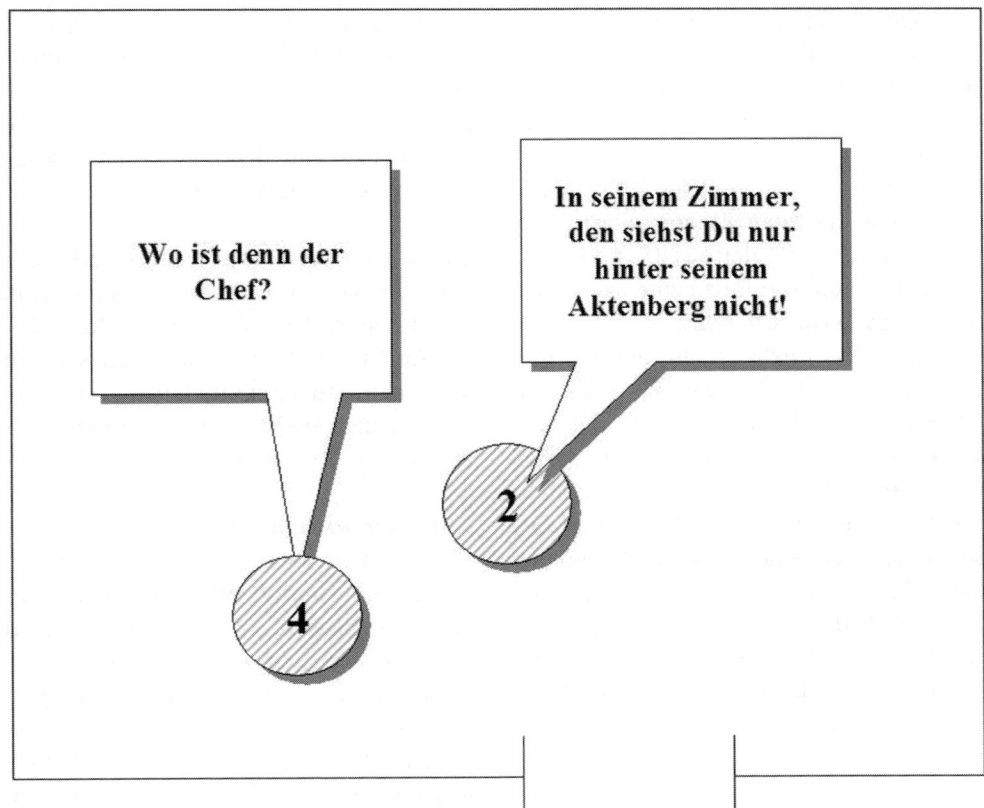

Abb. 3.32: Praxisszene

rubriken mit zugehörigen Schreibtischkörben einzurichten:

- ◢ einen Korb für den Arbeits- und Posteingang (Eingang),
- ◢ einen Korb für die erledigten Vorgänge (Ausgang) sowie
- ◢ einen Korb für alle Arbeiten, die noch zu erledigen sind.

Hierzu gelten folgende Arbeitsregeln:

- ◢ zum Praxisschluss müssen Eingangs- und Ausgangsablage leer sein,
- ◢ alle Unterlagen in der Ausgangsablage sind eindeutig gekennzeichnet, was mit ihnen geschehen und wer sich darum kümmern soll,
- ◢ Vorgänge in der Erledigen-Ablage dürfen sich maximal einen Tag dort befinden,
- ◢ es werden keine Unterlagen „auf Verdacht" aufgehoben („Könnte ich vielleicht irgendwann noch einmal gebrauchen."), sondern vernichtet,
- ◢ die Arbeitstage werden so geplant, dass Zeit für administrative Arbeiten vorhanden ist.

Verlangen Sie im Übrigen von Ihren Mitarbeitern die gleiche Disziplin im Hinblick auf die von ihnen zu erledigenden Aufgaben wie von sich selbst.

Apropos Disziplin: Nicht nur in Ihrer Vorbildfunktion für Ihr Team, sondern auch im Hinblick auf Ihr Zeitmanagement sollten Sie immer auf Pünktlichkeit achten, speziell zum Arbeitsbeginn. Hierdurch entsteht nicht nur ein entspannter Start in den Tag, sondern Sie vermeiden gleich von Beginn an Zeitverluste. Diese Zeitdisziplin trägt auch maßgeblich dazu bei, Überstunden zu vermeiden. Überstunden sind „Effizienzvernichter", weil sie ungenügender Disziplin und unzureichender Planung ein Ventil bieten.

Ordnung

Ein weiterer Zeit- und Motivationskiller ist ein unaufgeräumter Schreibtisch, der seinen Besitzer jeden Morgen mit den „Arbeitssünden" des Vortages begrüßt, was unmittelbare negative Auswirkungen auf die Arbeitsmotivation hat. Zudem ist der unaufgeräumte Schreibtisch häufig ein Hinweis auf eine ausgeprägte Tendenz zum Aufschieben von Arbeiten („Das mache ich morgen").

Gutes Zeitmanagement wird dadurch unterstützt, dass sich auf Ihrem Schreibtisch immer nur die Dinge befinden, die Sie akut benötigen, alles andere lenkt nur vom Wesentlichen ab.

Zum Ende Ihres Arbeitstages räumen Sie dann Ihren Schreibtisch noch so auf, als ob Sie in Urlaub gehen. Auf diese Weise starten Sie unbelastet in den nächsten Tag.

Hinzu kommt die „eiserne Regel", keine Arbeit mit nach Hause zu nehmen. Zwingen Sie sich, Ihre Arbeit in der Praxis zu erledigen. Sie werden sehen, wie schnell Ihnen auf einmal alles von der Hand geht, um die Praxis verlassen zu können.

Zum Thema „Ordnung" gehört auch, dass alle benötigten Arbeitsmaterialien immer in ausreichender Anzahl am selben Ort zu finden sind. Das hilft nicht nur Ihnen, sondern auch den Mitarbeitern. Nichts ist unter Zeitnutzungsgesichtspunkten sinnloser als die Suche nach Materialien.

Suchzeiten-Minimierung

Das Suchen nach Akten und anderen Unterlagen gehört in jeder zweiten Praxis zu den „Grundleistungen". Hierbei geht nicht nur sehr viel Zeit verloren, sondern die Suchvorgänge stellen für alle Beteiligten auch eine nervliche Belastung dar.

Um dieses Problem auszuschließen, benötigen Sie zwei Dinge: einen detaillierten Ablageplan und Ablagedisziplin. Damit beseitigen Sie zwei Hauptursachen für Suchzeiten: die Falschablage und den „schlampigen" Umgang mit Unterlagen.

Der Ablageplan definiert eindeutig, welche Akte wo einzuordnen ist. Wichtig ist, den Plan regelmäßig zu überarbeiten und nach festgelegten Regeln zu ergänzen. Visuell helfen farbige Einteilungen, das System eindeutig zu indizieren und einen schnellen Zugriff zu gewährleisten.

Ablagedisziplin entsteht aufgrund von Vereinbarungen, die Sie mit Ihren Mitarbeitern im Hinblick auf die Ablage ausmachen. Als Hauptregel gilt: Am Abend sind alle Unterlagen wieder an ihrem Platz, nichts bleibt liegen, es sein denn, es handelt sich um Unterlagen, die Sie zu Beginn des nächsten Tages benötigen. Werden Akten länger entnommen, ist ein Platzhalter einzufügen, auf dem vermerkt wird, wann die Unterlage von wem entnommen wurde. Die optimale Lösung: eine Mitarbeiterin wird zur „Ablage-Beauftragten" und ist sowohl für die Pflege des Systems als auch für die Einhaltung der Disziplin verantwortlich.

Das Zeitsparpotential einer funktionierenden Ablageorganisation ist erheblich: in einer Durchschnittspraxis werden statistisch 2 Minuten 34 Sekunden Suchzeit pro nicht direkt auffindbarer Unterlage benötigt, insgesamt kommt es pro Tag 27 Mal dazu. Der hieraus resultierende Zeitverlust beträgt folglich mehr als eine Stunde!

> **Zeitmanagement-Prinzip 8:**
> **Zeitmanagement unterstützen durch Arbeitsplatzorganisation: das S-O-S-Prinzip**
> **(Selbstorganisation – Ordnung – Suchzeiten-Minimierung)**
> **Beitrag zur Zeiteinsparung: ca. 8%.**

Die Vorteile des S-O-S-Prinzips:
◢ Aufwandsminimierung, vor allem für Routinearbeiten,
◢ Eliminierung von „Motivationskillern",

◢ Ruhe und Ausgeglichenheit durch das Gefühl, mit der Arbeit immer „auf der Höhe der Zeit" zu sein,
◢ Verbesserung der Arbeitsqualität.

3.8.1.4 Zeitmanagement-Neustrukturierung mit dem *TimeCheck*-Aktionsplan

Sie verfügen nun über alle Angaben, die Sie benötigen, sowohl Ihre Arbeits- als auch Ihre Praxisorganisation an Ihre Ziele anzupassen und konkrete Veränderungen einzuleiten. Die Analysedaten beschreiben den Einsatzrahmen für die Ihnen aus den *TimeCheck*-Akademie-Kapiteln bekannten Zeitmanagement-Optimierungsprinzipien:

Ziele entwickeln: E-V-A
◢ **E** ingrenzung
◢ **V** ision
◢ **A** usarbeitung

Störungen vermeiden: D-I-E-B-E
◢ **D** isziplin
◢ **I** nformation
◢ **E** ffizienz
◢ **B** eharrlichkeit
◢ **E** inheitlichkeit

Aufgaben ordnen: A-B-C-Filter

Arbeitsentlastung durch Arbeitsverteilung: A-B-S
◢ **A** ufgabendefinition
◢ **B** efähigung
◢ **S** icherung.

Zeitgewinn durch Zeitegoismus: S-T-O-P
◢ **S** tille Momente
◢ **T** elefon-Tabu
◢ **O** rganisation
◢ **P** ausen

Zeitmanagement durch Planung in Form bringen: I-S-T

- ◢ **I** nhalte festlegen
- ◢ **S** chätzung Zeitbedarf
- ◢ **T** erminierung

Zeitmanagement und interne Kommunikation: F-I-T

- ◢ **F** ührungsstil optimieren
- ◢ **I** nformationsfluss organisieren
- ◢ **T** agesabläufe koordinieren.

Zeitmanagement unterstützen durch Arbeitsplatzorganisation: S-O-S

- ◢ **S** elbstorganisation
- ◢ **O** rdnung
- ◢ **S** uchzeiten-Minimierung

Wie in Teil 1 beschrieben, lässt sich durch das Programm ein durchschnittlicher Zeitgewinn pro Woche von 9 Stunden und 16 Minuten erzielen. Der ungefähre prozentuale Anteil, den die aufgeführten Prinzipien daran haben, ist in Abbildung 3.33 dargestellt.

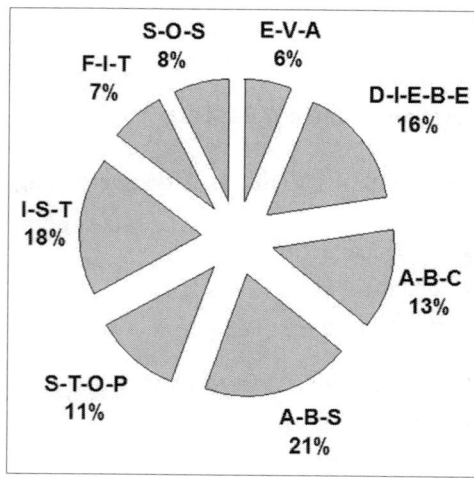

Abb. 3.33: Anteile der Zeitmanagement-Optimierungsprinzipien im Überblick

Gehen Sie zur Entwicklung Ihres Aktionsplans wie folgt vor:

(1) Greifen Sie zunächst auf das *TimeCheck*-Auswertungsraster und die dort von Ihnen vermerkten Konsequenzen (Was muss verändert werden?) zurück.

(2) Formulieren Sie für jede Veränderung Ihres Zeitmanagements einen konkreten Aktionsplan und tragen Sie diesen in das Formular ein:

- ◢ Was ist genau zu verändern (Definition)?
- ◢ Wie ist die Veränderung zu bewerkstelligen (Schritte zur Umsetzung)?
- ◢ Mit wem kann man bzw. durch wen ist die Umsetzung (Einbeziehung Dritter und Verantwortlichkeit) durchzuführen?
- ◢ Bis wann sollen die Umsetzungsschritte beendet sein (Planungshorizont)?
- ◢ Mit welcher Priorität – in Relation zu allen Veränderungen, die Sie beabsichtigen, soll die beschriebene Umsetzung erfolgen (A = hoch, B = mittel, C = niedrig)?

(3) Nun halten Sie Ihren persönlichen Zeitmanagement-Aktionsplan in Händen. Besprechen Sie zuletzt anlässlich eines Teammeetings mit Ihren Mitarbeitern die Einzelheiten und beginnen Sie dann mit Ihrer neuen Zeiteinteilung.

(4) Testen Sie Ihr neues Zeitmanagement vier Wochen lang und schließen Sie sich in dieser Phase jede Woche mit Ihren Mitarbeitern kurz, denn erfahrungsgemäß sehen viele Dinge, die auf dem Papier problemlos zu funktionieren scheinen, im Alltag ganz anders aus. Geben Sie vor allen auch Ihren Mitarbeitern Zeit, sich an die neue Situation zu gewöhnen.

Protokollieren Sie während der Arbeit alle Dinge, die „Sand ins Getriebe" bringen und beseitigen Sie diese dann.

TimeCheck-Aktionsplan

	Was?	Wie?	Mit wem? Durch wen?	Bis wann?	Mit welcher Priorität?	E-V-A	D-I-E-B-E	A-B-C-Filter	A-B-S	S-T-O-P	I-S-T	F-I-T	S-O-S
Patienten													
Persönlich													
Personal													
Praxis													

Arbeitsaufgaben   Arbeitszeit   Arbeitskraft

(5) Überprüfen Sie alle sechs Monate, ob Ihr Zeitmanagement noch voll funktionsfähig ist. Auch wenn Sie nicht das Gefühl haben, wieder mehr Zeit in Ihre Arbeit einbringen zu müssen, können sich schnell Routinen „einschleichen", die mittel- bis langfristig neue Zeitprobleme schaffen. Auch hierbei spart eine regelmäßige Kontrolle Zeit, vergleicht man den Aufwand mit dem einer erneuten kompletten Zeitmanagementanalyse. Anlässlich dieser Kontrolle sollten Sie aber auch sich selbst und Ihre Ziele überprüfen. Haben diese sich verändert? Dann müssen Sie natürlich auch Ihre Zeitplanung hieran anpassen.

3.9 Tipps zur Umsetzung Ihres neuen Zeitmanagements

Mit der Analyse haben Sie die Grundlage für Ihre neue Zeiteinteilung geschaffen. Doch die gewonnenen Erkenntnisse allein reichen natürlich noch nicht, um die vorhandenen Zeitprobleme zu beseitigen. Die meisten Veränderungen des Zeitmanagements in der Praxis scheitern daran, dass die Umsetzung unstrukturiert erfolgt. Die neuen Möglichkeiten einer effizienteren, effektiveren und sogar produktiveren Zeiteinteilung vor Augen versuchen viele Praxisinhaber, in kürzester Zeit alles umzusetzen. Damit setzen sie sich nicht nur selbst, sondern auch ihre Mitarbeiter unter erheblichen Druck.

Dieses Vorgehen hat zur Folge, dass viele Dinge nicht oder nur unzureichend funktionieren, es entsteht ein vielleicht noch größeres organisatorisches Durcheinander als zuvor, hieraus resultieren Frustration, oft sogar Stress.

Hinzu kommt eine übersteigerte Erwartungshaltung an die neue Form des Zeitmanagements: Gleich vom ersten Tag an sollen die Effekte spürbar sein.

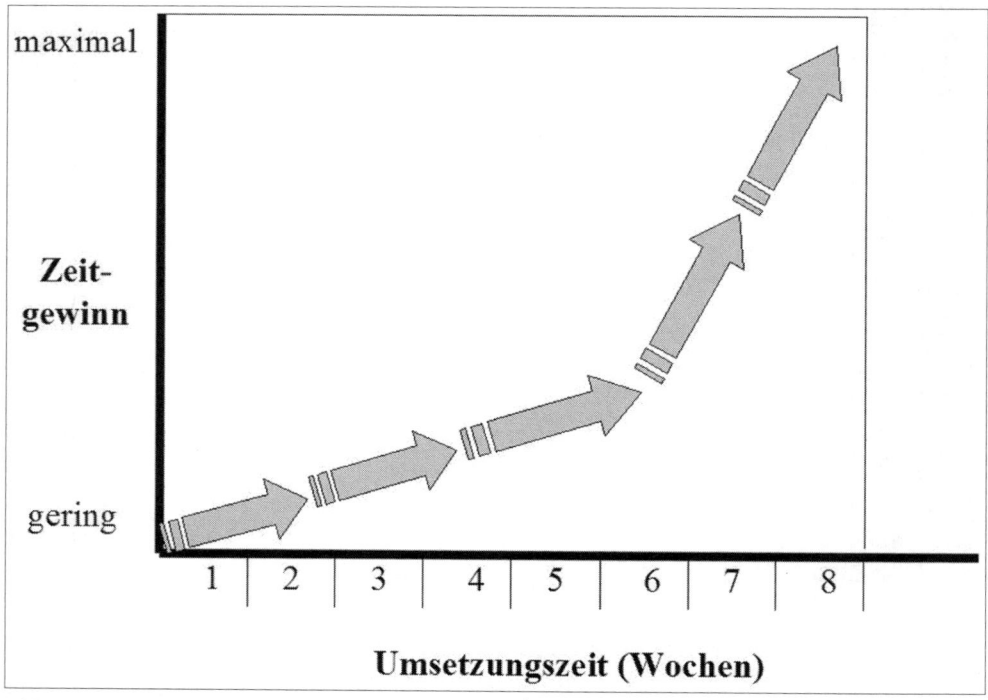

Abb. 3.34: Umsetzungszeit-Zeitgewinn-Portfolio

Doch die Realität ist anders: Wie jedes Einstellen auf neue Situationen erfordert auch die Etablierung neuer Zeitmanagementstrukturen initial einen höheren Zeiteinsatz. Die Erfahrung aus Zeitanalysen zeigt, dass etwa ab der sechsten Woche nach Einführung mit wirklich spürbaren Einsparungen und Optimierungen zu rechnen ist (vgl. Abb. 3.34).

Tab. 3.16: Aktivitäten-Zeit-Matrix   ⊘

Aktivität	Planungszeitraum von:..........bis										O K
	Woche 1	Woche 2	Woche 3	Woche 4	Woche 5	Woche 6	Woche 7	Woche 8	Woche 9	Woche 10	
Teambesprechung zur Umsetzung	26.02.										
Stopp Aufnahme unangemeldeter Patienten		01.03.									
Einführung Arbeitszeitblöcke		01.03.									

Aktivität	Planungszeitraum von: ....bis..........										O K
	Woche 1	Woche 2	Woche 3	Woche 4	Woche 5	Woche 6	Woche 7	Woche 8	Woche 9	Woche 10	

Voraussetzung für die Verbesserung ist jedoch, dass die Zeitmanagementanalyse sorgfältig durchgeführt wurde und folgende vier Umsetzungsregeln Beachtung finden:

Tipp 1: Entwickeln Sie einen Umsetzungs-Fahrplan

Zu jeder Analyse gehört eine Umsetzungsstrategie, auch als „Umsetzungsfahrplan" bezeichnet. Sie beinhaltet

- ◢ eine Festlegung des zeitlichen und inhaltlichen Ablaufs der identifizierten Veränderungsprozesse
- ◢ eine Entscheidung zur Vorgehensweise in Bezug auf die Art und Weise der Kooperation mit Ihren Mitarbeitern (wer macht was wann?) sowie
- ◢ einen Mechanismus zur Erfolgskontrolle.

Am einfachsten bringen Sie Ihren Fahrplan mit Hilfe einer Aktivitäten-Zeit-Matrix in Form. Sie hilft Ihnen, die komplexe Gesamtaufgabe in Teilschritte zu zerlegen und planerisch über die Zeit zu verteilen.

Tipp 2: Informieren Sie Ihre Mitarbeiter

Ohne die Hilfe Ihrer Mitarbeiter können Sie Ihre Arbeitszeit nicht optimieren. Um deren Verständnis, Akzeptanz und Motivation zu fördern, aber auch, um möglichen Missverständnissen und Widerständen frühzeitig zu begegnen, sollten Sie diese über Ihre Pläne und Schritte möglichst früh informieren.

Erfahrungsgemäß kommt es im Personalkreis nach Durchführung einer Zeitmanagementanalyse zu einer Art „großen Aufatmens" ... und der Hoffnung, dass sich möglichst wenig verändert. Darum ist es wichtig, umgehend mit den Veränderungen zu beginnen und gleichzeitig Ihren Mitarbeitern das Vorgehen und den daraus resultierenden Nutzen zu verdeutlichen.

Tipp 3: Bleiben Sie „am Ball"

Die Analyseergebnisse und die aus ihnen resultierenden Veränderungen sind zum Start Ihrer „Zeitmanagement-Innovation" zunächst „graue Theorie" und bedürfen erst einer praktischen Erfahrung. Dabei kann es jedoch vorkommen, dass nicht alles sofort klappt. Das ist aber vollkommen normal, da sich alle – auch Sie – zunächst an das Neue gewöhnen müssen. In diesen Situationen ist es wichtig, sich dessen bewusst zu sein und sich von – meist vermeintlichen – Rückschlägen nicht entmutigen zu lassen.

48% der Zeitmanagement-Umsetzungen scheitern leider an diesem Punkt, einfach aufgrund der Tatsache, dass zu früh aufgegeben wird. Mit manchen Regelungen werden Sie sich vielleicht unwohl fühlen und sind von der einen oder anderen Regelung bei genauerem Hinsehen nun doch nicht mehr so überzeugt wie zu Anfang. Auch Ihre Mitarbeiter werden immer wieder mit „Klagen" an Sie herantreten, dieses oder jenes klappe nicht und Frau Z. sei überhaupt vollkommen verärgert, weil sie ohne Termin nicht mehr angenommen werde.

Aber wie schon angeführt: Das ist normal. Auch Sie haben Ihre Routinen entwickelt, die Ihnen – vor allem in Spitzenzeiten – Sicherheit gegeben haben und von denen Sie sich nun trennen müssen. Rufen Sie sich in solchen Momenten Ihre Ziele in Erinnerung und bedenken Sie die positiven Ergebnisse bzw. Möglichkeiten Ihrer Zeitmanagementanalyse.

Das Beste ist, Sie legen sich einen Erinnerungszettel in Form Ihrer „Zeitphilosophie" auf Ihren Schreibtisch, der wie in Abbildung 3.35 strukturiert ist.

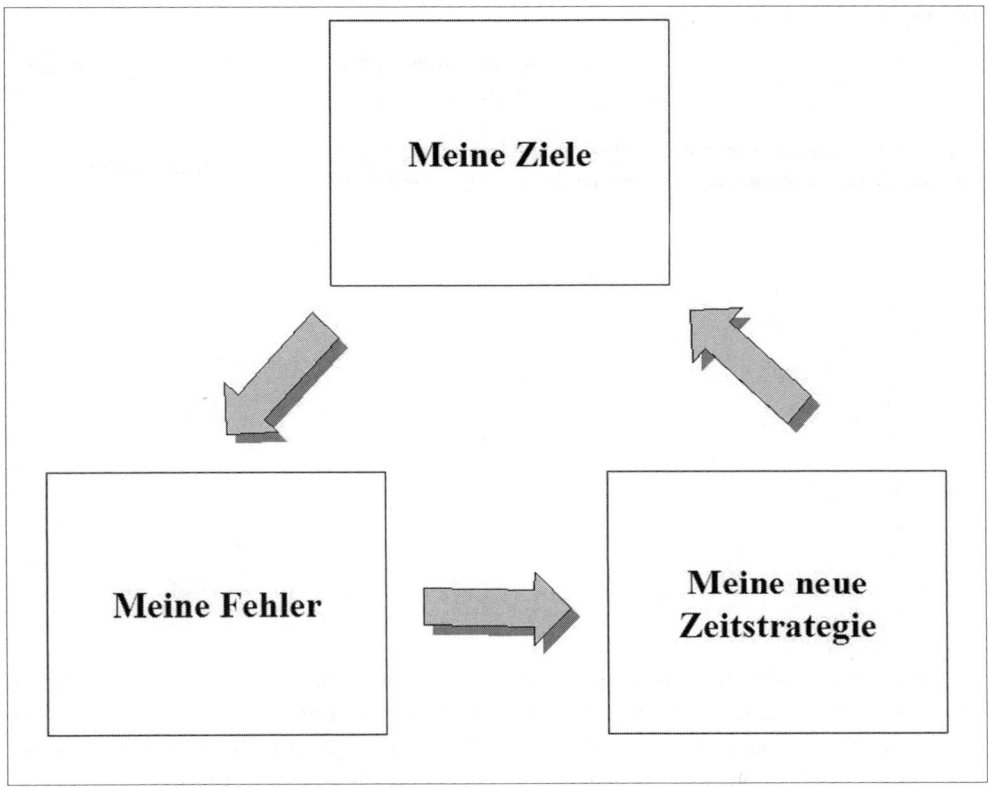

Abb. 3.35: Erinnerungsblatt Zeitphilosophie

Tipp 4: Bilanzieren Sie Ihre Erfolge

Die Veränderung Ihres Zeitmanagements ist ein „einsamer Prozess": Erfolge und Misserfolge können nur Sie beurteilen. Und so bleibt es Ihnen auch selbst überlassen, sich für die konsequente Veränderung Ihrer Zeiteinteilung selbst zu motivieren. Da es ja – unabhängig von Ihrem neuen Zeitmanagement – einfach gute und schlechte Tage in Ihrer Praxis gibt, kann es sehr schnell vorkommen, dass negative Erlebnisse mit Patienten oder Mitarbeitern auf die Einschätzung Ihres Zeitmanagements abstrahlen. Das beste Instrument, sich hiergegen zu wehren, ist ein Zeitmanagement-Tagebuch. Jeden Abend halten Sie hierin stichwortartig fest, welche negativen und positiven Ergebnisse Sie während Ihres Arbeitstages erzielt haben bzw. welche negativen oder positiven Erlebnisse Ihnen begegnet sind. Bilanzieren Sie anschließend Ihre Angaben und bestimmen Sie, welche Konsequenzen für den morgigen Tag oder auch grundsätzlich hieraus resultieren.

Auf diese Weise erkennen Sie nicht nur Ihren fortschreitenden Erfolg, sondern können bei Bedarf auch Arbeitsschritte nachvollziehen.

⊘ **Tab. 3.17:** Zeitmanagement-Tagebuch

Zeitmanagement-Tagebuch Datum:		
Negative Ergebnisse/Erlebnisse meiner Zeitmanagement-Arbeit	**Positive Ergebnisse/Erlebnisse meiner Zeitmanagement-Arbeit**	**Konsequenzen**

Mit Hilfe der beschriebenen vier Regeln (vgl. Abb. 3.36) sollte es Ihnen gelingen, Ihr persönliches Zeitmanagement erfolgreich umzusetzen. Denken Sie aber auf jeden Fall daran, Ihre Arbeit in regelmäßigen Abständen einer kritischen Prüfung zu unterziehen und sich zu vergewissern, ob alle Regelungen immer noch Bestand haben und Ihre Ziele erreicht werden.

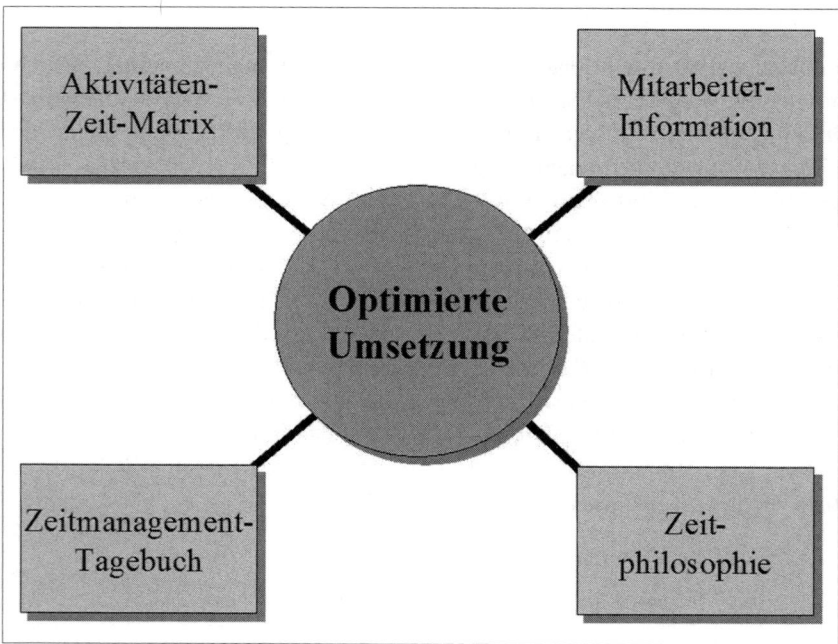

Abb. 3.36: Optimierte Umsetzung

Schlussbemerkung

Die *TimeCheck*-Analyse ist als Hilfe zur Selbsthilfe gedacht: Sie zeigt Ihnen Wege und Möglichkeiten, zu einem auf Ihre persönlichen Bedürfnisse zugeschnittenem Zeitmanagement zu gelangen. So kann die Analyse Sie bei Ihrer Praxisoptimierung unterstützen, die Effekte können aber immer nur so gut sein wie die Zielstrebigkeit, das Engagement und der Nachdruck, mit denen Sie Ihr Zeitmanagement verändern.

Glossar

ABC-Filter

Ein Zeitmanagement-Prinzip zur Klassifizierung der ärztlichen Arbeiten nach deren Bedeutung und Dringlichkeit.

Ablauforganisation

Zu ihr zählen alle Arbeits-, Informations- und Kommunikationsprozesse zwischen den Aufgabenbereichen einer Arztpraxis.

A-B-S – Prinzip

Ein Zeitmanagement-Prinzip zur Delegation aller nicht-ärztlichen Arbeiten auf die Mitarbeiter (**A**ufgabendefinition – **B**efähigung – **S**icherung).

Aufbauorganisation

Sie umfasst die Aufgabenbereiche einer Arztpraxis und deren hierarchische Zuordnung bzw. Schnittstellenkoordination.

Burn-Out

Ein Zustand körperlicher, emotionaler und geistiger Erschöpfung aufgrund von Überforderung.

D-I-E-B-E-Prinzip

Ein Zeitmanagement-Prinzip, das darauf abzielt, die ärztliche Arbeit möglichst weitgehend von internen und externen Störungen freizuhalten (**D**isziplin – **I**nformation – **E**ffizienz – **B**eharrlichkeit – **E**inheitlichkeit).

3A4P-Ansatz

Methodische Grundlage zur Durchführung und Auswertung einer Zeitmanagement-Analyse, die auf einer Zuordnung der 3A-Faktoren des ärztlichen Zeitmanagements (**A**rbeitsaufgaben, **A**rbeitszeit und **A**rbeitskraft) zu den 4P-Bereichen – **P**atienten, **P**ersönlich, **P**ersonal und **P**raxis – beruht.

E-V-A-Ansatz

Eine Methode, die zur Zielbestimmung für das ärztliche Zeitmanagement verwendet wird (**E**ingrenzung – **V**ision – **A**usarbeitung).

F-I-T-Prinzip

Ein Zeitmanagement-Prinzip, um die Arbeitseffizienz und -effektivität durch eine gezielt gesteuerte interne Kommunikation und Information zu erhöhen (**F**ührungsstil optimieren – **I**nformationsfluss organisieren – **T**agesabläufe koordinieren).

I-S-T-Prinzip

Ein Zeitmanagement-Prinzip, um die anliegende Arbeit geplant zu bewältigen (**I**nhalte festlegen – **S**chätzung Zeitbedarf – **T**erminierung).

Praxisanalyse

Mit Hilfe einer Praxisanalyse wird der Status-Quo der Dienstleistungsqualität einer Arztpraxis anhand betriebswirtschaftlicher Leistungsparameter untersucht. Sie ist eine Basis- oder Grundsatzanalyse, die keiner speziellen Problemstellung bedarf, sondern eine Komplettbetrachtung der Struktur-, Prozess- und Ergebnisqualität durchführt.

Praxisorganisation

Sie besteht zum einen aus der Aufbauorganisation, die die Aufgabenbereiche einer Praxis und deren hierarchische Zuordnung bzw. Schnittstellenkoordination umfasst, zum anderen aus der Ablauforganisation, zu der alle Arbeits-, Informations- und Kommunikationsprozesse zählen.

S-O-S-Prinzip

Ein Zeitmanagement-Prinzip, um die Arbeitsleistung durch eine optimierte Arbeitsplatzorganisation zu verbessern (**S**elbstorganisation – **O**rdnung – **S**uchzeiten-Minimierung).

S-T-O-P-Prinzip

Ein Zeitmanagement-Prinzip zur Steigerung der Arbeitsproduktivität durch Bildung ungestörter Arbeitsblöcke (**S**tille Momente – **T**elefon-Tabu – **O**rganisation – **P**ausen).

Zeitmanagement

Der Begriff bezeichnet die Anwendung einfacher Regeln und Instrumente, um eigenbestimmt zu einer systematischen Einteilung und planvollen Nutzung seiner Praxisarbeitszeit zu gelangen.

Zeitmanagementanalyse

Die gezielte Untersuchung der Regelungen und Umsetzungsroutinen des Zeitmanagements wird meist in Form eines Aufschreibeverfahrens durchgeführt.